现代著名老中医名著重刊丛书·第八辑

小儿推拿学概要

张汉臣　编著

李安域　协助整理

人民卫生出版社

图书在版编目（CIP）数据

小儿推拿学概要/张汉臣编著.—北京：人民卫生出版社，2012.2
ISBN 978-7-117-15299-0

Ⅰ.①小… Ⅱ.①张… Ⅲ.①小儿疾病—推拿 Ⅳ.①R272

中国版本图书馆CIP数据核字（2011）第269256号

现代著名老中医名著重刊丛书

第 八 辑

小儿推拿学概要

编　　著：张汉臣
出版发行：人民卫生出版社（中继线 010-59780011）
地　　址：北京市朝阳区潘家园南里19号
邮　　编：100021
E - mail：pmph @ pmph.com
购书热线：010-59787592　010-59787584　010-65264830
印　　刷：中农印务有限公司
经　　销：新华书店
开　　本：850×1168　1/32　**印张：**3.5
字　　数：66千字
版　　次：2012年2月第1版　2025年5月第1版第12次印刷
标准书号：ISBN 978-7-117-15299-0/R·15300
定　　价：12.00元

出版说明

自20世纪60年代开始，我社先后组织出版了一些著名老中医经验整理著作，包括医案医论医话等。半个世纪过去了，这批著作对我国现代中医学术的发展产生了积极的推动作用，整理出版著名老中医经验的重大意义正在日益彰显。这些著名老中医在我国近现代中医发展史上占有重要地位。他们当中的代表如秦伯未、施今墨、蒲辅周等著名医家，既熟通旧学，又勤修新知；既提倡继承传统中医，又不排斥西医诊疗技术的应用，在中医学发展过程中起到了承前启后的作用。这批著作多成于他们的垂暮之年，有的甚至撰写于病榻之前。无论是亲自撰述，还是口传身授，或是其弟子整理，都集中反映了他们毕生所学和临床经验之精华。诸位名老中医不吝秘术，广求传播，所秉承的正是力求为民除瘼的一片赤诚之心。诸位先贤治学严谨，厚积薄发，所述医案，辨证明晰，治必效验，具有很强的临床实用性，其中也不乏具有创造性的建树；医话著作则娓娓道来，深入浅出，是学习中医的难得佳作，为不可多得的传世之作。

由于原版书出版的时间已久，今已很难见到，部分著作甚至已成为学习中医者的收藏珍品。为促进中医临床和中医学术水平的提高，我社决定将部分具有较大影响力的名医名著编为《现代著名老中医名著重刊丛书》

并分辑出版，以飨读者。

第一辑　收录13种名著

《中医临证备要》　　《施今墨临床经验集》
《蒲辅周医案》　　《蒲辅周医疗经验》
《岳美中论医集》　　《岳美中医案集》
《郭士魁临床经验选集——杂病证治》
《钱伯煊妇科医案》　　《朱小南妇科经验选》
《赵心波儿科临床经验选编》《赵锡武医疗经验》
《朱仁康临床经验集——皮肤外科》
《张赞臣临床经验选编》

第二辑　收录14种名著

《中医入门》　　《章太炎医论》
《冉雪峰医案》　　《菊人医话》
《赵炳南临床经验集》　　《刘奉五妇科经验》
《关幼波临床经验选》　　《女科证治》
《从病例谈辨证论治》　　《读古医书随笔》
《金寿山医论选集》　　《刘寿山正骨经验》
《韦文贵眼科临床经验选》　　《陆瘦燕针灸论著医案选》

第三辑　收录20种名著

《内经类证》　　《金子久专辑》
《清代名医医案精华》　　《陈良夫专辑》
《清代名医医话精华》　　《杨志一医论医案集》
《中医对几种急性传染病的辨证论治》
《赵绍琴临证400法》　　《潘澄濂医论集》
《叶熙春专辑》　　《范文甫专辑》
《临诊一得录》　　《妇科知要》
《中医儿科临床浅解》　　《伤寒挈要》
《金匮要略简释》　　《金匮要略浅述》

《温病纵横》 《临证会要》
《针灸临床经验辑要》

第四辑 收录6种名著

《辨证论治研究七讲》 《中医学基本理论通俗讲话》
《黄帝内经素问运气七篇讲解》《温病条辨讲解》
《医学三字经浅说》 《医学承启集》

第五辑 收录19种名著

《现代医案选》 《泊庐医案》
《上海名医医案选粹》 《治验回忆录》
《内科纲要》 《六因条辨》
《马培之外科医案》 《中医外科证治经验》
《金厚如儿科临床经验集》 《小儿诊法要义》
《妇科心得》 《妇科经验良方》
《沈绍九医话》 《著园医话》
《医学特见记》 《验方类编》
《应用验方》 《中国针灸学》
《金针秘传》

第六辑 收录11种名著

《温病浅谈》 《杂病原旨》
《孟河马培之医案论精要》 《东垣学说论文集》
《中医临床常用对药配伍》 《潜厂医话》
《中医膏方经验选》 《医中百误歌浅说》
《中药炮制品古今演变评述》《赵文魁医案选》
《诸病源候论养生方导引法研究》

第七辑 收录15种名著

《伤寒论今释》 《伤寒论类方汇参》
《金匮要略今释》 《杂病论方证捷咏》
《金匮篇解》 《中医实践经验录》

《罗元恺论医集》
《中药的配伍运用》
《中药临床生用与制用》
《针灸歌赋选解》
《清代宫廷医话》
《清宫代茶饮精华》
《常见病验方选编》
《中医验方汇编第一辑》
《新编经验方》

第八辑　收录11种名著

《龚志贤临床经验集》
《读书教学与临症》
《陆银华治伤经验》
《常见眼病针刺疗法》
《经外奇穴纂要》
《风火痰瘀论》
《现代针灸医案选》
《小儿推拿学概要》
《正骨经验汇萃》
《儿科针灸疗法》
《伤寒论针灸配穴选注》

这些名著大多于20世纪60年代前后至90年代初在我社出版，自发行以来一直受到读者的广泛欢迎，其中多数品种的发行量达到数十万册，在中医界产生了很大的影响，对提高中医临床诊疗水平和促进中医事业发展起到了极大的推动作用。

为使读者能够原汁原味地阅读名老中医原著，我们在重刊时尽可能保持原书原貌，对原著中有欠允当之处及疏漏等进行必要的修改。为不影响原书内容的准确性，避免因换算造成的人为错误，对部分以往的药名、病名、医学术语、计量单位、现已淘汰的临床检测项目与方法等，均未改动，保留了原貌。对于原著中犀角、虎骨等现已禁止使用的药品，本次重刊也未予改动，希冀读者在临证时使用相应的代用品。

人民卫生出版社
2011年10月

前言

小儿推拿疗法，有数千年历史，是广大劳动人民长期与疾病作斗争所积累的丰富经验。这种治疗方法极为简便，治疗某些病症，很有确效。在旧社会里，这一疗法遭受了严重的摧残，解放后，随着中医学的空前发展，才广泛应用于临床。

我从事小儿推拿临床工作，虽有三十余年，但所学无多，经验不够，兹为适应当前需要，依据前人的经验，结合个人浅薄之见，加以整理综合，而成是书。再因编写时间短促，错误之处，在所难免，希望医界同道多多批评指正。

张汉臣于青岛医学院

1962 年 1 月

目录

第一章　概　说

推拿疗法是医生以双手在患者体表部位运用不同的手法，如推、揉、掐、按等法，从而使人体气血流畅，经络疏通，以达到治疗疾病的目的。这种疗法是祖国医学中的一种外治方法。

阴阳五行、营卫气血和经络学说，是推拿疗法的理论基础。凡脏腑、骨肉、经络及皮毛，莫不由气血滋养，而经络是气血循行的路径；经络之气，又能促进气血的运行。推拿疗法是以刚柔相济的手法，推穴道、走经络（点、线、面），从而使营卫调和，气血相贯，增进抗病力量，使疾病获得痊愈。

辨证论治，是祖国医学的基本法则。这个法则，同样可以应用于小儿推拿方面。小儿口不能言，或言不达意，多不能指出患部的准确部位，所以必须综合所有症状，加以分析综合，明确诊断，掌握关键。

推拿疗法，操作简单，疗效确实，仅仅依靠双手操作，即可达到治疗要求。特别对某些疾病，疗效比较显著。如慢性胃肠疾患，患儿精神委靡，肢体倦怠，饮食无味等，经过推拿以后，往往在短期内能使患儿精神健旺，食欲大增。其他如对百日咳、麻疹、痢疾、失语症、脱肛、遗尿、伤风感冒等，均能收到良好的效果。

第二章　小儿疾病的诊断

望、闻、问、切，是中医进行诊断的具体方法，即通常所说的四诊。将四诊所得，通过八纲（阴、阳、表、里、寒、热、虚、实）来辨别病情的性质，从而相应施治。小儿推拿的诊断方法，基本上与此相同。不过小儿患病以后，对于病情多不能确切表达，又因手腕部较短，三部不分，加之诊察时多大哭大闹，切脉不易准确，因此在小儿诊断方面，多以望、闻为主，问、切为辅，再配合指纹等，以求对病情全面了解。兹将小儿诊断方法简述如下：

一、望　诊

（一）望形体

从形体表现上，可以初步了解小儿身体的强弱，作为诊断治疗的依据。如见肌肉丰满、肤色润泽、筋骨坚强、精神活泼者，为体强少病，即或生病，痊愈亦快；反之，若见形体瘦削、面色萎黄、精神委靡等，为体弱多病之相，如有疾病，痊愈较慢，而且病情多较重。所以临诊时通过望形体，以辨别小儿体质的强弱和疾病的预后、转归等，是有一定参考价值的。

（二）察面色

五脏六腑之精华，皆上注于面，所以从面部的神色可以测知脏腑疾病。而观察面色，首应知五脏相应的部位：额部属心，下颌属肾，左颊属肝，右颊属肺，鼻准属脾，以上五部，又称五位。如五位色青主惊风；色红为热病，热甚则惊悸不安，两目直视为热甚生风，将发抽搐；色白为肺气虚弱；色黄为有食滞；色黑为脏腑欲绝，其病多危。若以五脏配五色，按五行来讲，则心病色赤，脾病色黄，肺病色白，肾病色黑，肝病色青。另外，如患儿面色鲜明润泽者，多为新病，或表病，其病多轻而易治；面色晦暗枯竭者，多属久病，其病多重而难治。眉头紧皱而呻吟者，多主腹中疼痛；面色黄肿多为宿食成积；泻痢不定，面貌神情不好者，多主预后不良。

（三）望苗窍

1. 眼部　如小儿眼珠黑光满轮，虽有疾病，亦易痊愈；如白珠多，黑珠昏蒙，精珠或黄或小者，病多缠绵难愈。黑珠属肝，见黄色时，其病多凶；白珠属肺，现青色时，为肝风侮肺，现淡黄色为脾有积滞，现老黄色为湿热内蕴。瞳仁属肾，如无光彩又兼发黄为肾气虚。大眼角属大肠，破烂时为肺有风。小眼角属小肠，破烂时为心有热。上眼胞属脾，肿为脾伤；

下眼胞属胃，色青时为胃有风；如上、下眼胞皆肿者，为脾经风热；睡时露睛者，为脾胃虚寒。眼眶青时主惊厥，眼眶黑时主有痰饮。又如心主赤，目赤甚者为心实热，微赤者为心虚热。肝主青，目青甚者为肝热，淡青者为肝虚。脾主黄，目黄甚者为脾热，淡黄者为脾虚。如目无光彩为肾虚，目直视而睛转者为有风，直视而睛不转者为肝气绝。目瞪者为膀胱绝或有痰涎内扰。再如患儿两目直视者，多属热病，白膜遮睛多成疳疾。开目欲视属阳，闭目不欲视者属阴；戴眼反折为阳绝之候，视而不见为阴脱之象；瞳孔散大者为肝肾虚，元气不足。

2. 鼻部　足阳明胃经脉起于鼻之山根处，如小儿乳食过度，胃气受伤，必见青黑之筋横截于山根之处，多属乳食伤胃，小儿必食欲减退，或便泻而味腥臭。鼻准属脾，鼻翼属胃，正常时色宜微黄有泽，如小儿鼻准之处色泽俱佳，鼻翼部色泽略差，虽见乳食量减，但小儿肌肉多健；如见鼻翼处色泽俱佳，鼻准部位色差，往往乳食正常或食量较多，但不生肌肉，或有便泻之候。又如婴儿鼻准其色惨黄，并见汗多，准端有粒形白点，鼻翼根处较坚硬，若再见面色黄甚，多示小儿已有久患腹泻之症。小儿唇沟周围及鼻部色青，多见吐乳，如有啼闹不宁，必并有腹痛。又鼻孔干燥或鼻流浊涕者属热，鼻流清涕者属寒。鼻翼扇张，又有新久之别，如初病鼻扇，多由邪热风火壅塞肺气；久病鼻扇喘汗者为肺绝；若见出气多入气少，其病多危。鼻孔燥如烟煤者，是阳毒热极，鼻孔黑润出冷气者，是阴毒冷极。

3. 耳部　耳为肾窍，为五脏所结，耳珠属肾，耳轮属脾，耳上轮属心，耳皮肉属肺，耳后属肝。如耳上轮形瘦无泽，主心脏衰弱，必见面色苍白，或体肥不健；两耳轮色泽枯焦，黑毛纵起，并见面色萎黄，多属脾胃虚弱，或久患便泻；耳色苍白毛焦，属肺虚有病，或久患咳嗽；耳珠之色青黑无泽，示肾阴将涸，见面晦黑者多不治；耳后起青筋者，主肝风内动，发为瘈疭。总之两耳之色宜红润，不宜枯焦，耳色红润，为肾气充足之相，遇有患疾，亦易速愈。两耳时红时热，多为外感风寒；两耳色红面赤，又为外感风热；耳痛、耳肿、耳聋，为胆经有病；在热病时，耳之筋色紫、黑、白、赤者，其病多凶。

4. 望唇口　脾开窍于口，其华在唇，脾胃相表里，小儿唇色变化，大多反映脾胃疾患。至于口噤、口角㖞斜等，又与足厥阴经有关。在临床上见唇红而吐的是胃热，唇白而吐为胃虚，唇色正常而吐者，多为伤食。唇焦而干者为脾热，亦为食积，焦而红者预后好，焦而黑者预后不佳；唇口色赤而肿者为热甚，唇口均青黑者为冷极，唇淡口腻为寒湿，唇色淡白为血虚，红而紫者为血瘀等。又如口中气热多为外感风热，口噤不语者为痉厥，口唇㖞斜者为风症。又如小儿口张大开，状如鱼口，口中气出不返，以及环口黧黑者，证多难治。

5. 望牙齿　齿为骨之余，肾主骨。又胃脉络于上齿龈，大肠脉络于下齿龈，均属阳明。所以观察牙齿的润燥枯泽及齿龈有无出血等，可知胃肾津液的变化，尤其在患热性病者，更应注意。一般说来，齿燥者多为阴液受伤，齿色光燥为胃热甚；咬牙啮齿，为温热痉病；色如枯骨时，示肾阴将涸，如齿垢黄厚为湿热熏蒸。齿缝流血而痛者，为胃火上冲；牙龈出血而不痛者，为肾火上炎。又如上齿龈燥为胃络热极，证多吐血；下齿龈燥为肠络热极，病多便红等。

6. 望舌　舌诊包括舌质和舌苔两部分。舌质是指舌的本质，舌苔是指舌面上的苔垢。观舌质，可辨别五脏虚实；视舌苔，可测知六淫的浅深，在临床诊断上具有重要意义。舌为心窍，按其部位来分，舌根属肾，舌中属脾胃，舌左属肝，舌右属肺，舌尖属心，这是按五脏来分的；又如舌尖主上焦，舌中主中焦，舌根主下焦，这是按三焦来分的。均为临床所习用。

在正常时，舌体宜柔和，柔和为气液自滋之象。婴儿舌苔正常时白滑而薄（乳苔），患病后形色随病而发生变化。舌肿满口，转动不灵，不能吮乳，称为“木舌”。舌色鲜红，舌底生赘物，语言含糊，饮食不下者，称为“重舌”，二者均为心脾二经热盛所致。

舌质鲜红，多主实热，淡红主虚热，深红主血热，暗红主郁热，淡白主虚寒。舌苔白润为邪热在表，白滑黏腻为内有痰湿，白中带黄为邪将传里，厚白而燥示有实热，舌苔黄腻多为湿热，黄厚而燥为胃肠积热，如老黄无液，示津液被劫，热势已重。如苔带灰时，为表邪挟有湿热，但见此苔须问患者是否吃过陈皮梅、橄榄等食物，因这些食物可使苔变色（如食以上二物，可使舌苔变为灰黑，食枇杷、橘子，可将舌苔染为黄色或其他颜色）。如舌苔见黑时，又当分虚、实、寒、热，苔黑而润时为寒，苔黑而谵语者属热，必须细加辨别。至于苔现白点或起槟榔纹者为虫积特征；舌色红紫或红烂者，多为舌疳险症。

（四）望手足

主要观察手足的活动状态。如手足抽搐、角弓反张者为痉病，手足痿软无力或两足痿弱、关节缓纵不收属痿病；手指屈伸不定，状如数物为热邪伤神。伸足仰卧者多为热病；蜷足侧卧者多为寒证。小儿发高烧而指尖发冷者，当防惊厥。凡小儿久病手掌已肿或循衣摸床时，皆为险症。至于爪甲的颜色，通常以鲜红者多为气虚有火，苍白者为血虚不荣。又用医生指甲按患儿指甲，以测病情，如按之白，放之回红，虽有病可治；放之色仍不变者，其证多凶。再如手足爪甲青黑者，是为死征。

（五）望指纹

指纹又称脉纹。小儿手腕部较短，三部不分，故常以诊察指纹了解病情，有其实用价值，一般多用于三岁以下小儿。

1. 指纹的部位　在两手食指桡侧缘，近掌心第一节为风关，第二节为气关，第三节为命关。

2. 指纹的色泽　正常时指纹色泽红白相兼，隐隐不显。紫色为热，红色为寒邪初客皮毛之象，黄色为伤脾，青色为惊风，白色为疳病，黑色属危症。青紫为伤食，淡红为虚寒，淡青为虚风，淡紫为虚热，如三关纯黑，推之不动者，多为死候。

3. 指纹的浅深　凡邪在皮毛腠理之间，指纹露于外者为表证，如指纹半沉是邪在阳明胃经，指纹极沉为邪居阳明胃府。又纹见于风关属病轻，见于气关为病重，纹出命关为病危难治。

4. 指纹的诊法　医者左手持患儿食指，右手拇指侧面蘸清水，由患儿食指命关推向气关、风关。如此反复操作，观察变化，以推断病情。

二、闻　诊

闻诊的范围，包括以听觉、嗅觉了解病人的语言、声息，以及病人有无特殊气味（如口中、痰、涕、汗、大小便等气味），借以诊察疾病。

（一）听声音

1. 辨内伤外感　外感者多寒热并作，鼻塞声重，且多前轻后重；内伤者多口鼻气短，气怯声低，语声多先重后轻等。

2. 辨寒热虚实　身热多属阳、属实，懒言身冷者为阴、为虚。正气不足者，言多轻微；邪气有余者，语多壮厉。哭而泪多者为实，无泪者为虚。鼻塞声重而喷嚏者，为表邪实；语言清迟而气短者，为中气虚。吐物酸苦为有热，神昏谵语者为热犯心包。总之，声静、声战为寒；声壮、声燥为热；声高为实，声低为虚，均应详辨。

3. 辨五脏病候　心病多喜笑不休，语无伦次；肺病多气浊气促，痰咳喘哮；肝病多狂呼叫骂；脾病多气不足息，声战如歌；肾病多声音轻微，细如呻吟等。

4. 辨诸痛　头痛者多攒眉呻吟；腹痛者多叫喊呻吟，以手扪腹；腰脚痛者多呻吟不起；齿痛者多皱眉扪腮等。

（二）嗅气味

小儿嗳气酸腐者，为内伤食积；口气臭秽者，多为内热；大便酸臭者，为伤食或肠有积热；有腥气而清冷者，为肠中有寒；小便臭浊黄赤者，为膀胱有热，清白不臭者多为虚寒。

三、问　诊

对小儿问诊，大多询其家属，从而了解病程的起始及演变情况。问诊的内容，与内科相仿，张景岳的十问篇，可作参考（一问寒热二问汗，三问头身四问便，五问饮食六胸腹，七聋八渴俱当辨，九问旧病十问因）。

四、切　诊

切诊是医者以手在患者身体的某些部位或按或触，通过手下的感觉，结合患儿的表情，从而了解病情，帮助诊断。

（一）脉诊

小儿手腕部较短，寸、关、尺三部不分，多以一指候之，所谓“一指定三关”即为此意。小儿之脉，较成人为快，一息七、八至者为正常。小儿脉法的运用，古人以大、小、缓、急四种为准，但历代医家，对小儿脉法，曾续有所补充，以浮、沉、迟、数、弦、滑六脉较为常用，兹简述如下。

1. 浮脉　浮脉主表，属阳，病在外，有力者为表实，无力者为表虚。一般多见浮数之脉，若脉浮而重按不见者为正气已绝，属危候；又下痢而见浮脉者，为逆证。

2. 沉脉　沉脉主里，属阴，其病在里，有力为里实，无力为里虚。一般有食积气滞者，则多见沉脉；虚弱者，其脉象多沉细无力。

3. 迟脉　迟脉主脏，属阴，其病为寒。脉迟而有力者为痛，无力者为虚。

4. 数脉　数脉主腑，属阳，其病为热。脉象有力为实热，无力为虚热，浮而数者为表热，沉而数者为里热。

5. 弦脉　弦脉为肝胆有热，急惊之脉，多现弦数。

6. 滑脉　小儿无病之脉多现滑，滑而数者多为痰热内结。

（二）触诊

1. 诊肌表　以手轻抚患儿肌表，可知皮肤之润燥和有汗、无汗。如诊视有无肿胀时，可以指按之，陷而不起，皮肤之色不变者为肤胀；按之随手而起如裹水之状者为水肿。诊视患部有脓、无脓时，按之软而且热者为有脓，按之坚而不热者则无脓。按之即痛者脓浅，重按始痛者脓深；按之陷而不起者，脓未成，按之陷而即起者，脓已成。

2. 诊腹部　腹满拒按者，属实属热；腹软喜按者，属虚属寒。腹部热重者，内热亦重，腹部热轻者，内热亦轻。腹胀中空者为气胀，按之有液波动者为积水。又如腹有蛔虫时，其证有三：腹有凝结如筋而硬者，按之稍久能移动，且无一定部位者，这是一候。按腹稍久，如蚯蚓蠢动者，这是二候。按之高凹不平，上下往来，起伏聚散者，这是三候。三候方法，在诊断蛔虫方面，极有帮助。

以上是诊察小儿疾病的方法，但在实践中所见到的病例，往往证候错综复杂，所以必须首先掌握所有症状，然后分析它的前因后果及相互关系，通过八纲来辨别疾病的性质，明确诊断以后，始能确定适当的处理方法。

第三章　小儿推拿的基本知识

一、操作注意事项

1. 推拿室应保持一定温度，不可过凉或过热，空气宜流通。在严寒季节，医生双手，不可过凉，以免使患儿产生惊惧，造成操作的困难。

2. 医生的态度要和蔼，指甲要剪修，每次施术前要洗手。

3. 患儿的姿势，要坐卧舒适，力求自然。

4. 在推拿时，患儿左右手皆可使用，但在习惯上无论男女，多采用患儿左手。

5. 原则上操作手法宜轻重适宜，用力均匀。轻病患儿，操作时间宜短，用力要轻，速度宜缓；每日推拿1次或隔日1次；重病患儿，操作时间宜长，用力要重，速度要快，每日可推2～4次，或连续推拿，应结合具体情况决定。

6. 一般新生儿患者，每穴操作时间约为半分～1分钟左右；3～6个月婴儿，每穴为半分～3分钟左右；6个月～1周岁者，每穴1～5分钟许；1～3岁或大于3岁者，每穴2～7分钟许。在操作时应根据病情适当用力，或延长推拿时间，以增强疗效。

7. 操作手法的快慢，一般每分钟以进行200次左右为宜，但也不必拘于此数。

8. 操作时，为减轻摩擦，避免损伤皮肤，可将滑石粉、液体石蜡、葱姜水等滑润剂，涂于推拿部位。

9. 推拿后，注意避风，以免复遭外邪侵袭，加重病情。特别在推拿后，欲使之发汗者，更应注意。

二、基本手法

1. 推法（以患儿左手为例，以下同此）

左手托患儿左手，右手以拇指侧或食、中两指靠拢，推摩选定之部位，称为推。推法中分补（由指尖向指根推）、泻（由指根向指尖推）以及平补平泻（来回推，又称清法）三种，因其方向不同，故作用亦异。

2. 拿法

以拇、食两指，适当拿住选定部位（穴位所在处），两指反复地增减用力，称为拿。拿的时间久暂，以见效为止。

3. 揉法

以拇指、食指或中指，按某一穴位，左右旋转，称为揉。左揉为补，右揉为泻，左右揉为平补平泻。

4. 运法

右手拇指侧或食、中两指并拢，由某穴起，做弧形或环形推运至他穴，如此反复操作，称为运。

5. 掐法

以指甲压住某一穴位，称为掐。

6. 按法

以拇指端在选定部位向下先用缓力压之，稍停再用缓力，之后慢慢将手指抬起，称为按。

7. 点法

以拇指或中指，在选定部位向下适当用力叩击，如此反复操作，称为点。

8. 分法

两手拇指由选定部位向两侧分推，如此反复操作，称为分。

9. 合法

两手拇指向中合拢，重复推摩选定部位，称为合。

此外，尚有摇、搓、捻等法，一般在小儿推拿方面比较少用，故从略。

三、应用穴位

1. 百会穴

部位：在头顶中央，两耳尖直上正中处（解剖部位在矢状缝中央正对耳廓最高点，神经分布为三叉神经上颌支。穴位参见图 39，以下均同）。

功用：有升提功用。

主治：脱肛、慢性痢疾、慢性消化不良。

手法：固定患儿头部，以拇指端适当用力按之，稍停后抬起拇指，抬时宜缓慢，反复操作。

操作时间：5～10 次。

本穴治疗脱肛、慢性消化不良，效果较著。但在患儿有呕吐、恶心及痢疾有里急后重时，应用此穴，能使病情加重，故须注意。

2. 天门穴

部位：两眉中间（解剖部位在两眉之间正中处，神经分布为滑车上神经）。

功用：发汗解表。

主治：高烧无汗或汗出不畅。

手法：以拇指按之。

操作时间：3～7 次。

此穴为发汗解表要穴，如感冒高烧无汗，或身上有汗而头部无汗者，以拇指按本穴 1～2 次，可以立见汗出，屡收奇效。如患儿身体素虚，平素多汗者，用本穴时宜注意。

3. 攒竹穴

部位：在眶上眉端陷中（解剖部位在眶上切迹处，神经分布为三叉神经眼支及滑车上神经）。

功用：清脑，止头痛。

主治：头痛、头晕。

手法：用指甲掐之，亦可用针刺出血。

操作时间：3～5 次。

4. 鱼腰穴

部位：在眼眶上眉毛的中央处（解剖部位在眶上缘中点处，神经分布为眶上神经）。

功用：清脑，止头痛。

主治：头晕、头痛。

手法：用指甲掐之，针刺放血亦有效（图 1）。

操作时间：3～5 次。

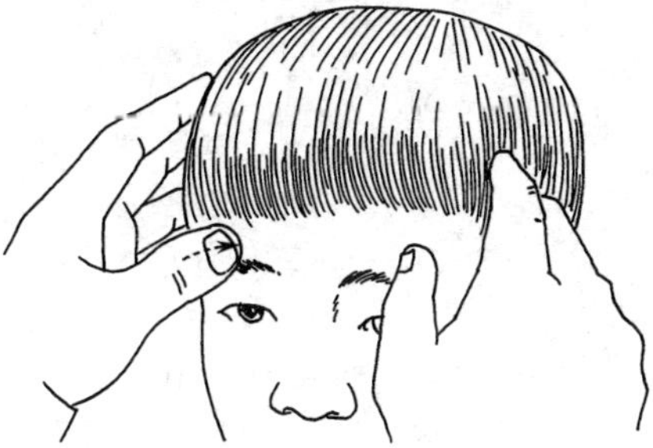

图 1　掐鱼腰

5. 丝竹空穴

部位：在眼眶上眉梢外端（解剖部位为额骨、颧突颞线的后方，神经分布为颧面神经）。

功用：止头痛。

主治：头痛。

手法：掐法，针刺放血亦有效。

操作时间：3～5 次。

6. 黄蜂入洞穴

部位：鼻翼两侧（解剖部位在鼻翼两侧，鼻腔梨状孔的骨骼边缘处，神经分布为三叉神经上颌支）。

功用：通鼻息，发汗。

主治：鼻塞不通、伤风感冒。

手法：以食、中两指分开，在鼻翼两侧微上鼻骨边缘处，上下揉之，反复操作（图 2）。

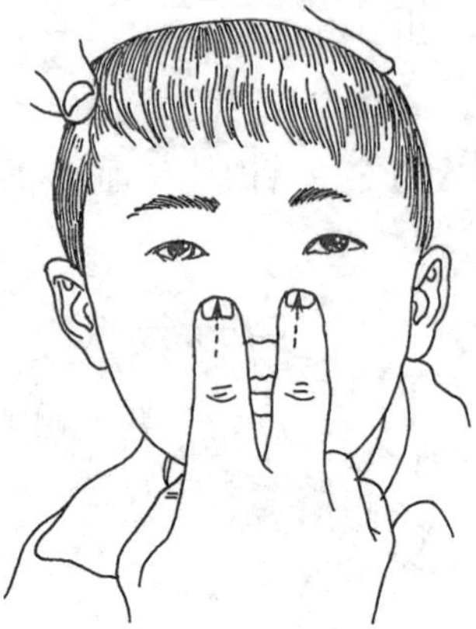

图 2　揉黄蜂入洞

操作时间：1 分半～2 分钟。

本穴治感冒、鼻塞或慢性鼻炎，呼吸不畅，屡用屡效，若加板门穴（平补平泻），疗效更著。

7. 人中穴

部位：鼻唇沟中央（解剖部位为上唇人中沟上 1/3 处，神经分布为三叉神经上颌支）。

功用：通窍散结，治不省人事。

主治：惊风、癫，新生儿不啼、口噤不语等。

手法：以拇指甲掐之，或用针刺亦可。

操作时间：5～10 次（针刺 1 次）。

当患儿不省人事、窒息、惊厥或抽搐时，本穴有良效。

8. 脾土穴

部位：拇指外侧缘（解剖部位为拇指基节指骨及末节指骨桡侧缘，神经分布为正中神经的指掌侧总神经桡神经浅支）。

功用：补虚扶弱，补血生肌，除痹痛，进饮食，化痰涎。

主治：消化不良、泄泻、疳积、痢疾、惊厥、单腹胀、黄疸、湿痰、便血及一切斑、疹、痧隐出不透者。

手法：将小儿拇指屈曲，向里推为补；将小儿拇指伸直，向里向外来回推为平补平泻（又称清法，图3）。

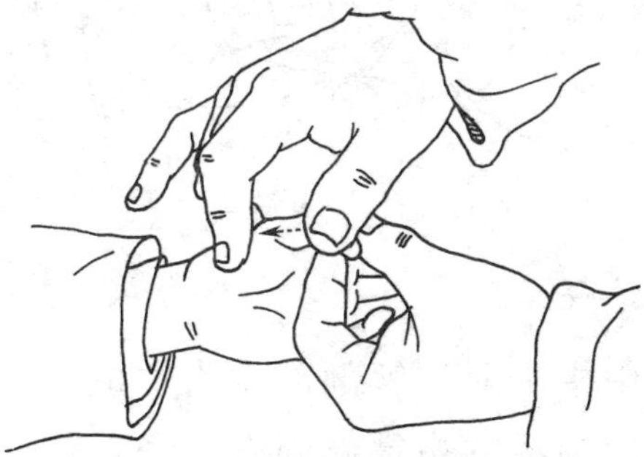

图3　推脾土

操作时间：2～10分钟。

患儿体虚，正气不足，患斑疹热病时，推补本穴，可使隐疹透出。但操作手法宜快，用力应重，实具补中有泻之意。

9. 肝木穴

部位：在食指掌面（解剖部位在食指第三节即末节的掌面，神经分布为正中神经的指掌侧固有神经）。

功用：开郁，除烦。

主治：目赤昏闭、烦躁不宁等。

手法：推法。推本穴时，宜用泻法，不能用补法，如肝虚应补时，则以肾穴代之，肾为肝之母，补肾即补肝（图 4）。

操作时间：半分～1 分钟。

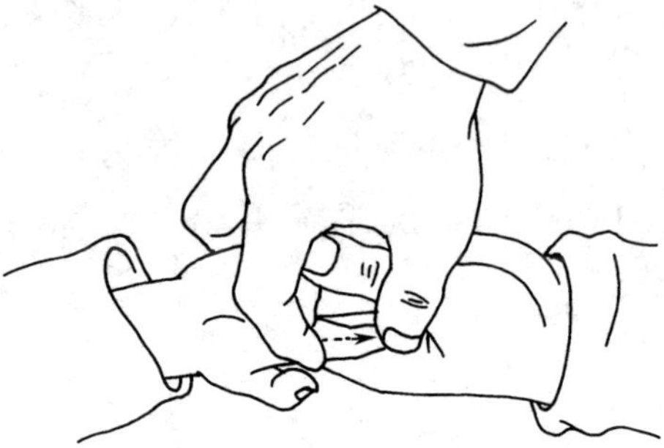

图 4　推肝木

10. 心火穴

部位：中指掌面（解剖部位为中指第三节掌侧，神经分布为正中神经的指掌侧固有神经）。

功用：清心火，止惊搐。

主治：眦红、惊搐、口舌生疮、小便赤涩等。

手法：由中指第二、三指节交界处起向指尖推之（图 5）。

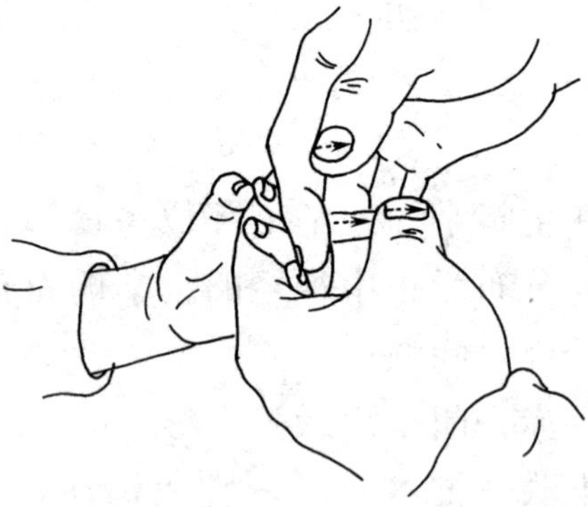

图 5　推心火

操作时间：1～5 分钟。

本穴宜用清泻手法，不宜用补法。又如患儿体虚弱，心气虚者，推时可以天河水穴代之。

11. 肺金穴

部位：无名指掌面（解剖部位为无名指第一至三节掌面，神经分布为正中神经的指掌侧固有神经，尺神经的指掌侧神经）。

功用：利咽止咳，顺气化痰。

主治：肺炎、咳嗽痰喘、大便秘结等。

手法：推法，多用清法。在自汗、盗汗以及脱肛时，可用补法（图 6）。

操作时间：2～5 分钟。

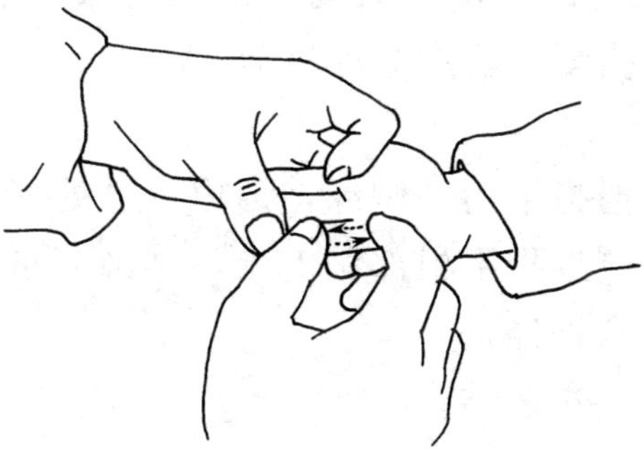

图 6　推肺金

12. 肾水穴

部位：小指掌面（解剖部位在小指第一至三节掌面，神经分布为尺神经的指掌神经）。

功用：补肾益脑，益气养神，温下元，止虚火。

主治：先天不足，遗尿、五更泄泻、咳嗽、喘息、癫、目赤、齿痛等。

手法：推法，一般多用补法（图 7）。

操作时间：3～10 分钟。

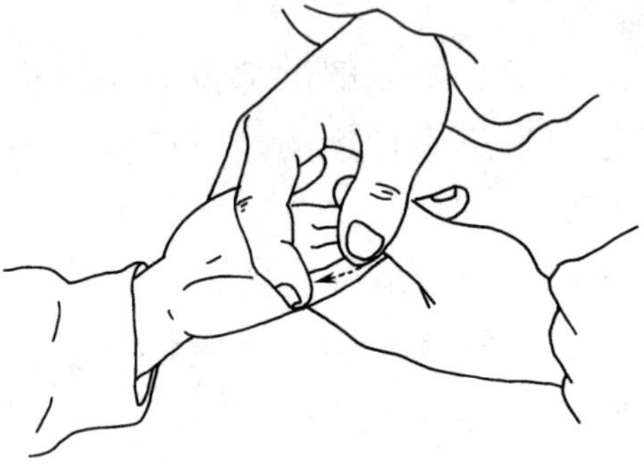

图 7　推肾水

推补本穴，对肾虚久泻，纳气定喘有良效。对齿痛、口干、头晕、目赤等亦有效。

13. 少商穴

部位：拇指甲角外侧缘，离甲一分处（解剖部位在拇指末节外侧近指甲根部稍上处，神经分布为正中神经的指掌侧固有神经）。

功用：通窍散结。

主治：喉痛、喉痹、惊厥等。

手法：掐法。

操作时间：3～5 次，或用针刺放血。

掐本穴，对咽痛、喉痹等症有良效。

14. 中冲穴

部位：中指尖端近甲缘处（解剖部位为中指尖顶贴近甲缘处，神经分布为正中神经的指掌侧固有神经）。

功用：通窍散结。

主治：新生儿窒息、急惊风、癫等。

手法：掐法。

操作时间：3～5 次。

本穴为急救时常用穴位之一。如掐时患儿能啼哭出声，面色虽苍白，可救；若掐后，患者面色微红，但无啼声者，其证多凶险。

15. 左端正穴

部位：中指末节靠拇指侧侧缘中部处（解剖部位在中指第三节拇指侧，神经分布为正中神经的指掌固有神经）。

功用：止泻痢，有升提效力。

主治：痢疾、霍乱、水泻等。

手法：掐和揉法（图 8）。

操作时间：掐 5～10 次；揉 1～1 分半钟。

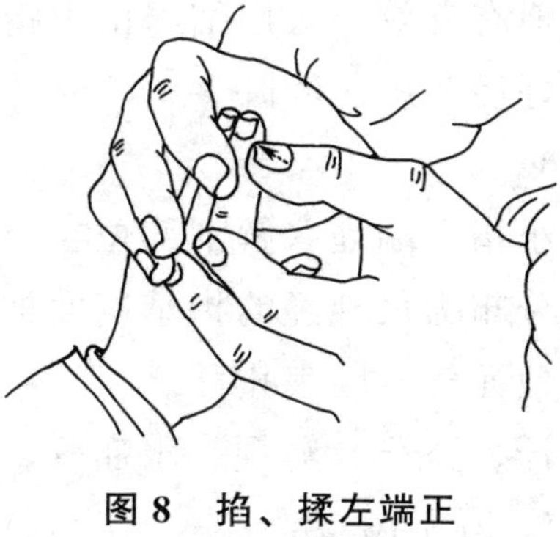

图 8　掐、揉左端正

16. 右端正穴

部位：中指末节小指侧侧缘中部（解剖部位在中指第三节中部靠小指侧缘，神经分布为正中神经的指掌侧固有神经）。

功用：止呕，降逆，止血。

主治：止呕吐及鼻出血。

手法：掐及揉法（图 9）。

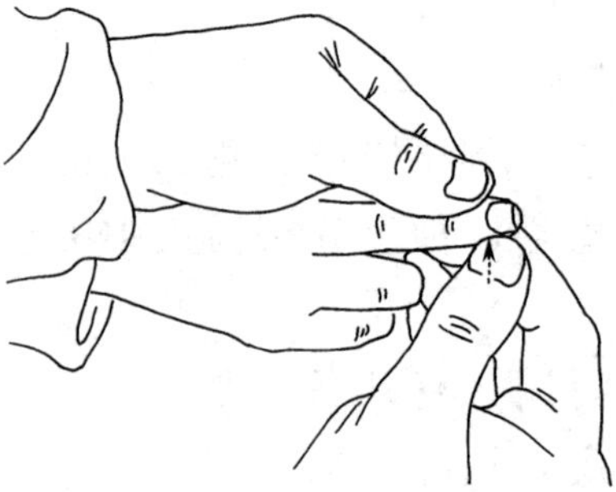

图 9　掐、揉右端正

操作时间：掐 5～10 次，揉 1～1 分半钟。

本穴对鼻衄有良效，法用细绳由中指第三节横纹起栓至指端，扎好后，患儿静卧。

17. 肾顶穴

部位：在小指末端处（解剖部位在小指第三节掌面的末端，神经分布为尺神经的指掌侧面神经）。

功用：收敛元气，固表止汗。

主治：自汗、盗汗、解颅、水疝等。

手法：揉法（图 10）。

操作时间：2～10 分钟。

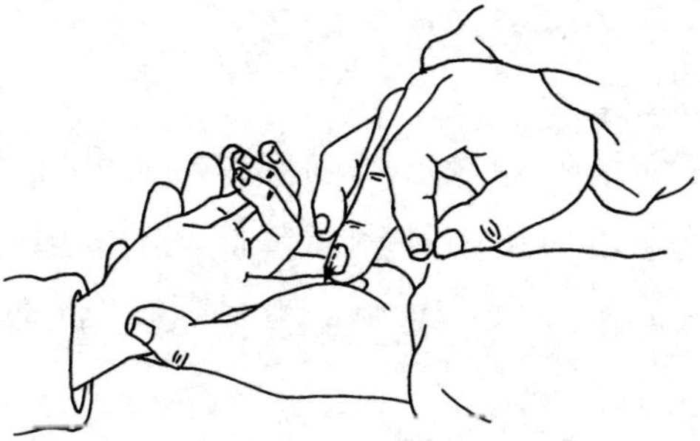

图 10　揉肾顶

本穴用于自汗、盗汗或大汗淋漓不止者，有奇效。

18. 肾纹穴

部位：小指第三节横纹处（解剖部位在小指第三节指节掌面的横纹处，神经分布为尺神经的掌侧神经）。

功用：散瘀结，善由内引外。

主治：目赤、鹅口疮，热毒内陷，瘀结不散等。

手法：揉法（图 11）。

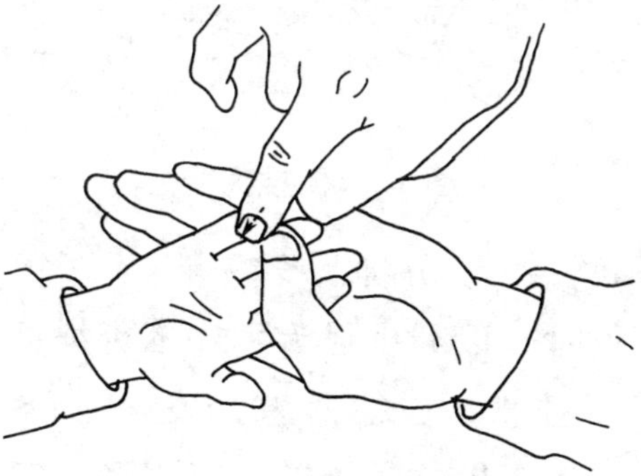

图 11　揉肾纹

操作时间：1 分半～5 分钟。

本穴治结膜充血、眼前房出血，以及患儿高热、呼吸气凉、手足逆冷等，用之屡效。

19. 大肠穴

部位：食指外侧缘（解剖部位在食指第二、三节桡侧缘，神经分布为正中神经指掌侧固有神经）。

功用：调整大肠功能，有固肠、涩便、止泻等作用。

主治：赤白痢、腹泻、脱肛、肛门红肿等。

手法：侧推法。向指尖推为泻，向指根推为补，来回推为清。由指端直推至虎口者，能泻肝胆之火（图12）。

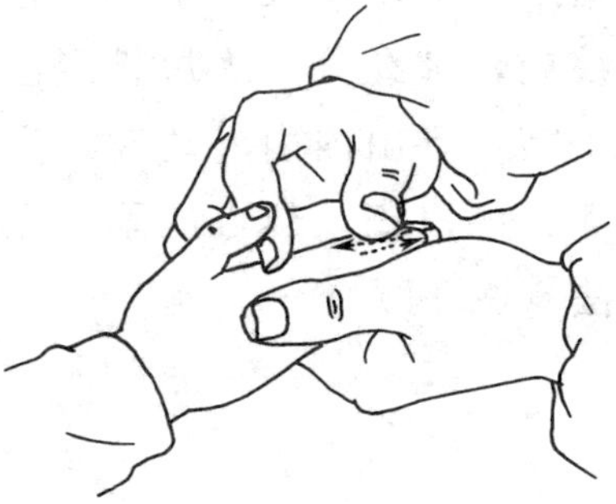

图 12　侧推大肠

操作时间：2～5 分钟。

泄泻严重时，以利小便为主，不可推补本穴。如推补之，则止泻过急，往往使患儿发生呕吐、鹅口疮等症。对急性痢疾有里急后重者，应用清肺穴，待里急后重症状消失后，再清大肠穴。

20. 小肠穴

部位：小指外侧缘（解剖部位为小指第二、三节的尺侧缘，神经分布为尺神经的手背支)。

功用：利尿。

主治：尿闭、小便不利以及泄泻而无小便者多用之。

手法：侧推法。以拇指由指根向指尖推之（图13)。

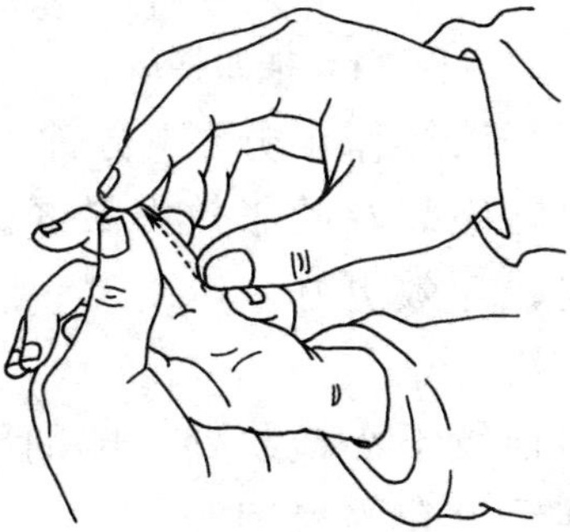

图 13　侧推小肠

操作时间：2～5 分钟。

本穴治小儿泄泻最效，不但能利小便，还能分清降浊。又如心移热于膀胱时，多见小便短赤等症，除应用本穴外，再加天河水清热，其症可愈。

21. 四横纹穴

部位：掌面第二至第五指指根部横纹处，即指与掌的交界处（解剖部位相同，神经分布为正中神经、尺神经)。

功用：调中行气，退热消胀，散瘀结。

主治：肚胀（气、食、水臌)，口唇破裂等。

手法：推法。拇指掌侧缘盖覆四横纹来往推之（图14)。

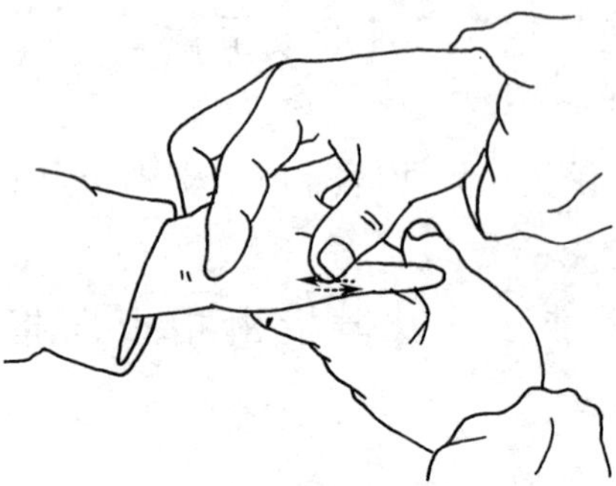

图 14　推四横纹

操作时间：每纹操作半分～1 分钟。

推本穴治口唇破裂及肚胀效力最好。如因脾虚作胀者，兼补脾土穴，疗效更好。

22. 小横纹穴

部位：小指根纹下小横纹处（解剖部位在第五掌骨小头的掌面，神经分布为尺神经）。

功用：开胸散积，消郁热，化痰涎。

主治：鹅口疮、肺炎、百日咳及一切痰壅喘咳等症，此外对婴儿流口水剧烈者，亦有良效。

手法：揉法（图 15）。

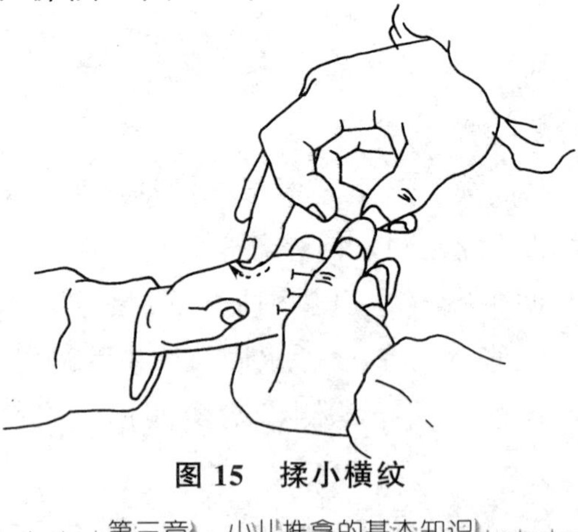

图 15　揉小横纹

操作时间：3～7 分钟。

本穴为治喘咳、口舌生疮等症的效穴。又肝区痛疼时，揉之亦有效果。

23. 板门穴

部位：拇指下，手掌桡侧赤白肉际（解剖部位在第一掌骨中点的桡侧赤白肉交界处，神经分布为正中神经）。

功用：本穴性平微凉，有清热、止血、除烦等作用。

主治：清胃热，止吐泻，退虚热，除烦躁及痘疹潮热不退等症，并能止吐血及鼻衄。

手法：清法（来回推。图 16）。

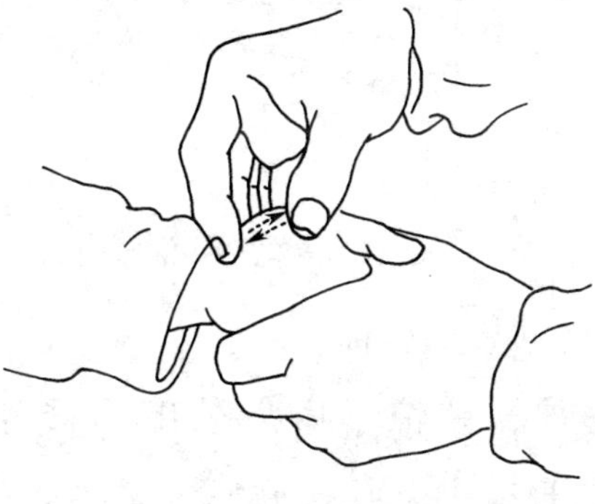

图 16　清板门

操作时间：2～10 分钟。

本穴清胃热有良效。外感热久不退者，以及阴虚劳热等症，用之屡效。但须注意操作手法，如由拇指根推至掌根横纹处，有止吐作用；由掌根横纹处推至拇指根横纹处，有止泻作用。

24. 小天心穴

部位：掌根横纹微上正中处（解剖部位在腕骨中的头骨部的掌侧，神经分布为正中神经掌侧皮支）。

功用：通窍散瘀，功能畅通全身经络，并有安神、定惊、消热、明目等作用。

主治：惊风、癫、目矇、眼痛、眵泪多，疹痘欲出不透，目斜视等。

手法：揉法（图 17）。

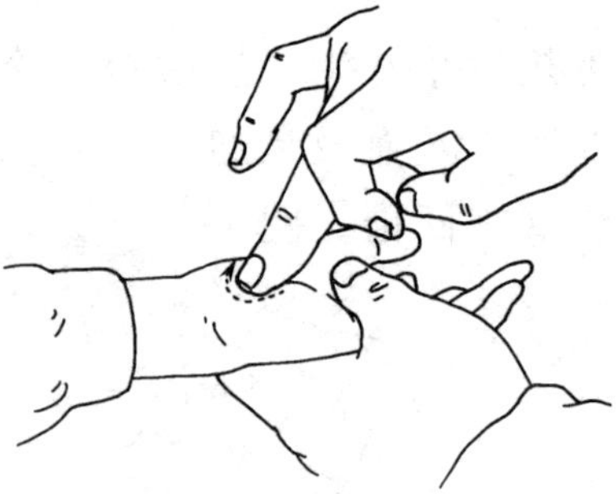

图 17　揉小天心

操作时间：2～5 分钟。

本穴对安神、镇惊、疹痘欲出不透等疗效比较显著。此外对新生儿硬皮症、黄疸、遗尿、水肿以及恶疮毒疖等均有疗效。

25. 内劳宫穴

部位：掌心中央（解剖部位在手掌中央处，神经分布为正中神经）。

功用：泻心火，除烦躁。

主治：一切实热证，皆可用之。

手法：以中指端点在患儿手掌中心处，微微用力后，即迅速抬起，反复操作（图18）。

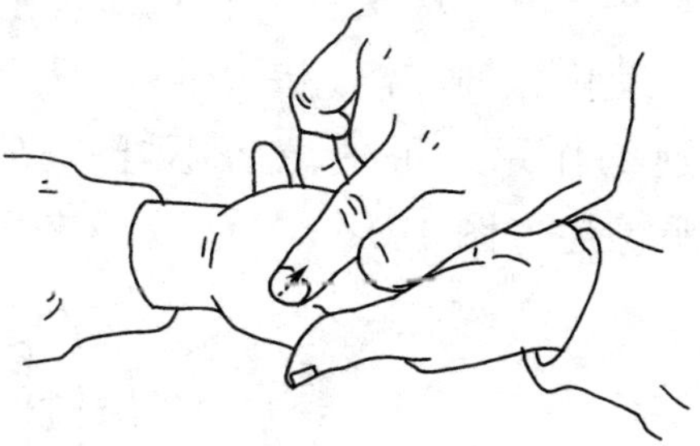

图18　点内劳宫①

操作时间：10～20次。

本穴为清热、除烦的效穴，但操作手法不同，其清热除烦的作用亦有别。其操作手法有三：①如上述；②医者可以气吹之，其性较点法为凉，故可增强清热作用；③以凉水一滴滴至本穴处，然后医者以气吹之，由内劳宫向天河水到曲池穴止，其性大凉，如患儿确为实热证时，始可用之（应用本法，患儿往往出现战栗，形如抽搐，多系反应所致，短时可愈，不必惊慌）。

26. 内八卦穴

部位：在手掌上（解剖部位相同，神经分布为正中神经及尺神经）。

功用：和中利膈，顺气行痰，消宿食。

主治：胸闷、饱胀呕吐、喘痰痰结、食欲不振等。

手法：运法。运八卦时，医者必须以拇指按离宫

① 原书此图所示内劳宫穴略偏。

（在患儿中指根下），因离宫属火，恐动心火。运法中又有顺运、逆运之分。所谓顺运，即运转方向由乾起，经坎、艮、震、巽、离、坤至兑为止；所谓逆运，即运转方向由乾起，经兑、坤、离、巽、震、艮至坎为止。顺运有使气上逆的作用，可使患者呕吐；逆运可使气下降，以治呕恶等症（图 19）。

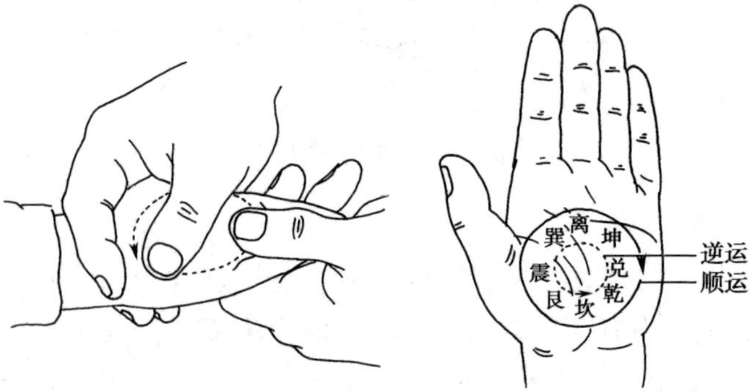

图 19　运内八卦

操作时间：1～5 分钟。

临床多采用逆运法，以降胃气，止呕恶。此外如系新生儿，吞咽黏液及羊水，不易吐出时，可用顺运法。由于手法不同，其作用相反，故须特别注意。

27. 运土入水穴

部位：由拇指少商穴起，顺向小指端止（解剖部位为由拇指末节桡侧缘起，环绕掌骨根部至小指末节。神经分布为正中神经、桡神经浅支、尺神经等）。

功用：止泻，消少腹胀。

主治：消化不良、少腹胀、睡眠眼不闭。

手法：运法（图 20）。

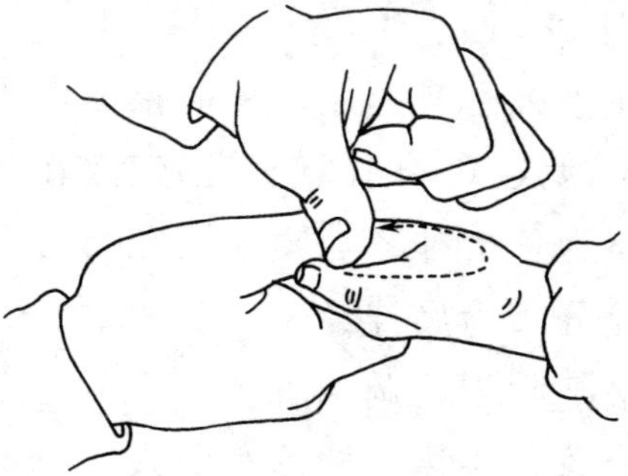

图 20　运土入水

操作时间：1～3 分钟。

28. 运水入土穴

部位：由小指肾水穴起，推向拇指少商穴处止（解剖部位为由小指末节掌面起，环绕掌骨根部至拇指末节桡侧缘处。神经分布为尺神经、掌侧神经、正中神经等）。

功用：润燥通滞。

主治：完谷不化、小便短涩、便秘。

手法：运法（图 21）。

操作时间：1～3 分钟。

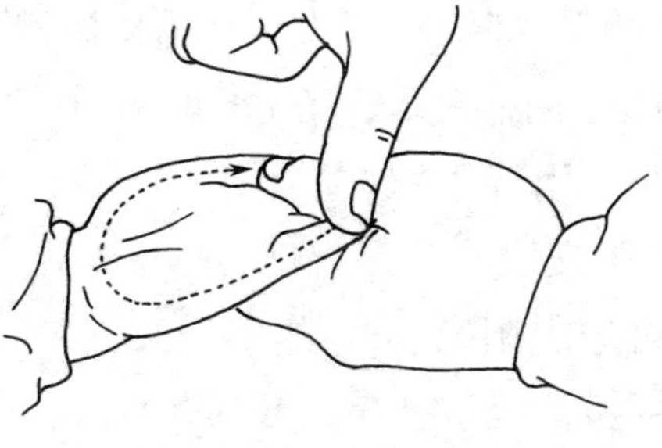

图 21　运水入土

29. 分阴阳穴

部位：在小天心穴两侧，靠拇指侧者为阳池穴，靠小指侧者为阴池穴（解剖部位：阳池穴在第一掌骨近根处，神经分布为正中神经。阴池穴在第五掌骨近根处豆骨附近，神经分布为尺神经）。

功用：平衡阴阳，调和脏腑。

主治：惊风、昏迷、抽搐、泄泻、痢疾、黄疸、咳嗽痰喘等症。

手法：分法（图 22）。

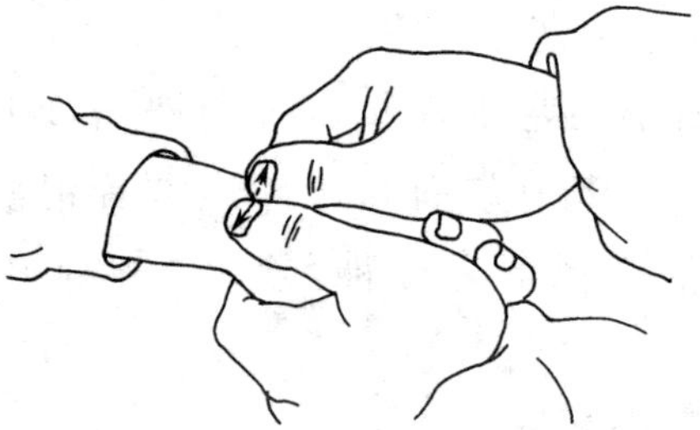

图 22　分推阴阳

操作时间：1～5 分钟。

应用本手法时，须结合患儿病情，通过手法的运用，使阴阳平衡。如痢疾患儿，赤痢时在阴池穴处用重手法，阳池穴处用轻手法。白痢时在阳池穴处用重手法，阴池穴处可用轻手法。

30. 合阴阳穴

部位：同分阴阳穴。

功用：行痰散结。

主治：痰涎壅盛。

手法：合法（图 23）。

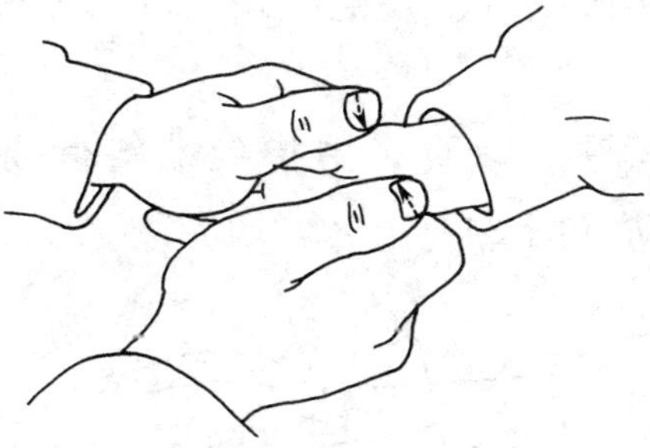

图 23　合阴阳

操作时间：1～2 分钟。

本穴能行痰散结，可治痰结，如与揉肾纹、清天河水等并用，则疗效更著。

31. 合谷穴

部位：拇、食两指肌间陷中（解剖部位在第二掌骨中分的外侧与第一掌骨之间陷中，神经分布为桡神经浅支）。

功用：通瘀散结，止嗓子痛。

主治：咽喉痛、牙痛及胃气上逆等。

手法：掐法或揉法。

操作时间：掐 5～10 次，揉 1～3 分钟。

本穴治喉痛有显效，一般掐法后，再以揉法继之。

32. 二扇门穴

部位：一扇门在食、中两指指间的夹缝中（解剖部位在食、中指指蹼的背侧，神经分布为桡神经浅支），二扇门在中指及无名指指间的夹缝中（解剖部位在中、无名指指蹼的背侧，神经分布为尺神经手背支）。

功用：发汗透表，退热平喘。

主治：伤风感冒、痰喘气粗、呼吸不畅、麻疹欲出不透等。

手法：揉法。以食、中指尖端斜行插入二扇门穴后，上下揉动（图 24）。

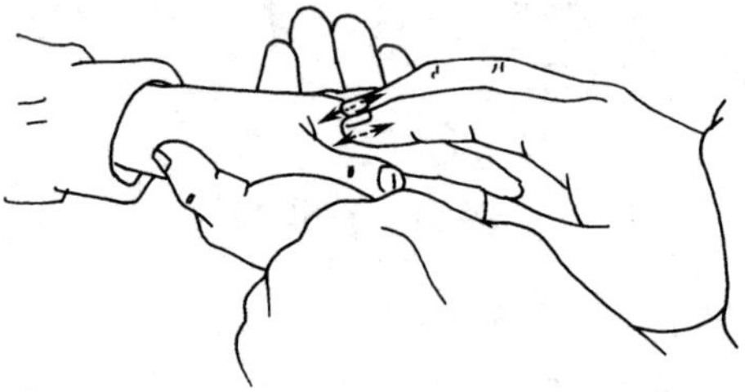

图 24　揉二扇门

操作时间：1～5 分钟。

二扇门为发汗效穴，如高烧无汗，操作 1～2 分钟，即可立见汗出；如操作时间稍长（3～4 分钟）多致大汗淋漓。如体虚患儿须用本穴时，必须先固表，然后再用汗法（固表以补脾、肾，揉肾顶为主，各穴推拿1～2分钟即可），揉本穴时宜稍用力，速度宜快。

本穴与肾顶穴配合使用，则汗出不致过多，适宜于平素身体虚弱的患儿。

33. 精宁穴

部位：在无名指及小指之间的夹缝中（解剖部位在第四、五指的指蹼背侧处，神经分布为尺神经手背支）。

功用：行气破积。

主治：消积聚及眼内胬肉等。

手法：揉法（图 25）。

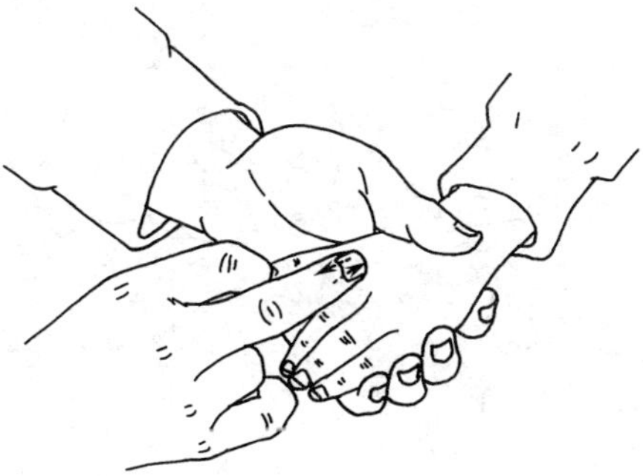

图 25　揉精宁

操作时间：1～3 分钟。

本穴善消坚破积，克削气分，故虚者慎用。如必须应用时，多与补穴同用（补脾、肾、三关、小天心等），以免元气受损。如单用本穴时间较长，患儿多见形容消瘦、短气无力等现象，故必须注意。

34. 二人上马穴

部位：在第四、五掌骨节凹陷处（解剖部位在第四、五掌骨小头之间背侧，神经分布为尺神经背支）。

功用：引火归元，补肾，清神，顺气散结，利水，通淋漓。

主治：小便闭塞、淋症、消化不良、牙痛、湿痰睡语、咬牙等。

手法：揉法（图 26）。

操作时间：2～5 分钟。

本穴治小便闭塞，疗效明显。对肺部有干性啰音久不消失者，用之最效（如肺部有湿性啰音，用小横纹穴有显效）。

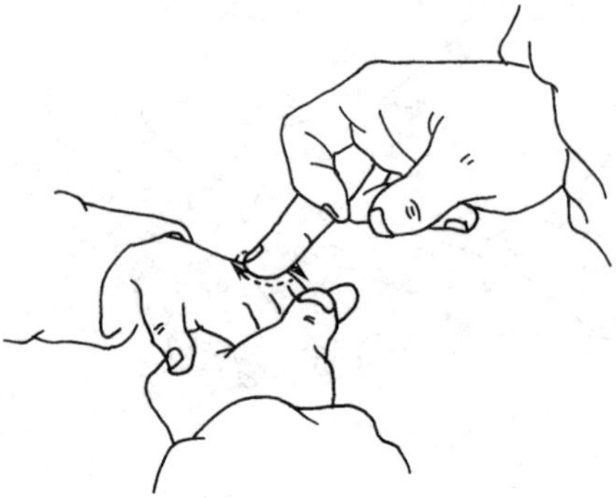

图 26　揉二人上马

取本穴时，医者左手持患儿左手，食指垫于患儿小横纹穴处，医者第 3～5 指并拢，插入患儿无名指及小指中间，拇指按住患儿第 2～4 指根节。然后医者以右手中指微侧放在本穴上，进行操作。

35. 外八卦穴

部位：在手背上（解剖部位相同，神经分布为尺神经手背支及桡神经浅支）。

功用：行气和血，通滞散结。

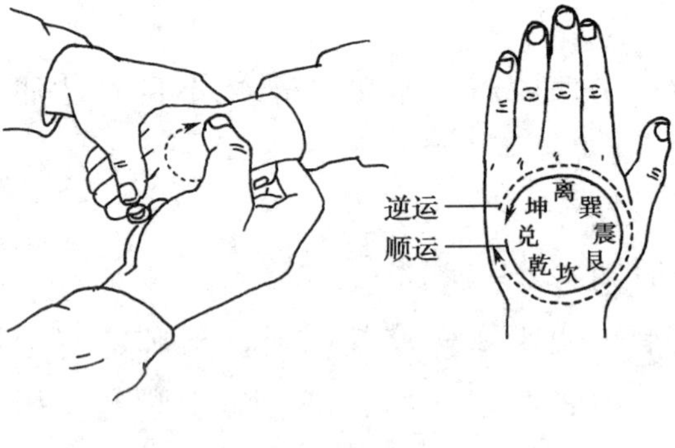

图 27　运外八卦

主治：胸闷、腹胀、便结等。

手法：运法。操作方法亦有顺运、逆运之分，以顺运为主（可使气下降），见图 27。

操作时间：2～4 分钟。

顺运本穴能促进肠蠕动，消除腹胀。

36. 外劳宫穴

部位：手背中央与内劳宫相对处（解剖部位在手背正中第三掌骨中部，神经分布为桡神经浅支与尺神经手背支）。

功用：温阳散寒。

主治：完谷不化、肠鸣泄泻、寒痢腹痛、疝气、脱肛、安虫止痛等。

手法：揉法。但须注意左揉使气上升，右揉使气下降。对虚寒下泻、脱肛、疝气等症，宜用左揉法（图 28）。

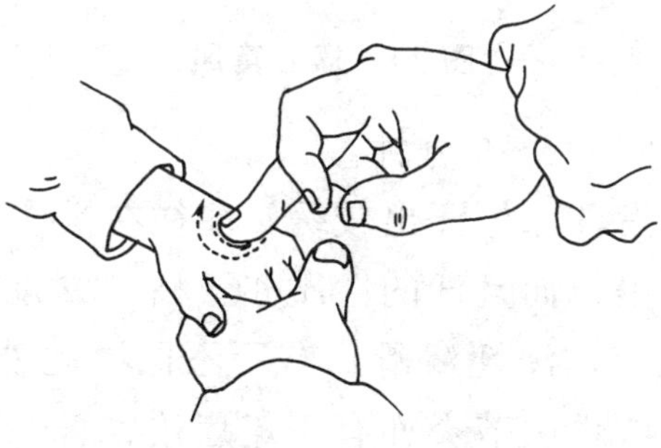

图 28　揉外劳宫

操作时间：2～10 分钟。

本穴为补元阳主穴，穴性温热，根据操作手法，功能升降，能内达外散，故揉之（左右揉）可以发汗，凡脏腑凝寒痼冷，用之有温通的作用。但温通之中，又有收敛之力，则不致温散太过。

37. 乙窝风穴

部位：手腕背侧掌根凹陷处（解剖部位在腕关节月骨背侧处，神经分布为正中神经）。

功用：发散风寒，宣通表里，温中行气，利关节，止痹痛、腹痛等。

主治：伤风感冒、肚痛、痹痛等。

手法：揉法（图 29）。

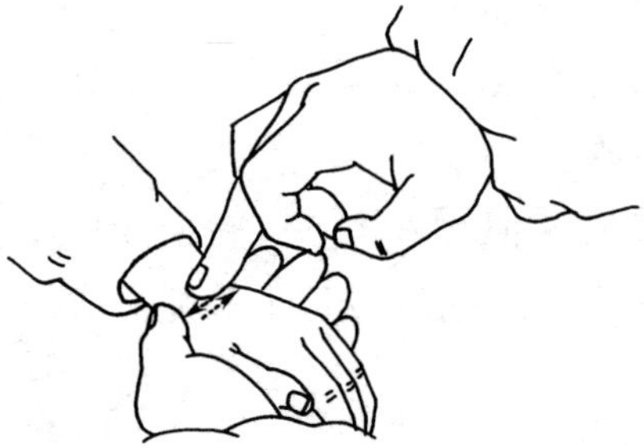

图 29　揉乙窝风

操作时间：2～5 分钟。

本穴能发汗，但汗出较缓，往往在操作后 1 小时左右，始见汗出，而且汗的性质亦微粘，故与二扇门之发汗（大汗淋漓，汗性清滑）有所不同。此外能止腹痛、痹痛，对风湿性关节炎亦有一定疗效。

38. 总筋穴

部位：在手腕掌侧横纹中部（解剖部位在月骨的掌侧，腕横韧带的上方。神经分布为正中神经）。

功用：清热散结。

主治：清心热，治口内生疮，退潮热，治牙痛等。
手法：揉法或拿法[①]（图 30，图 31）。

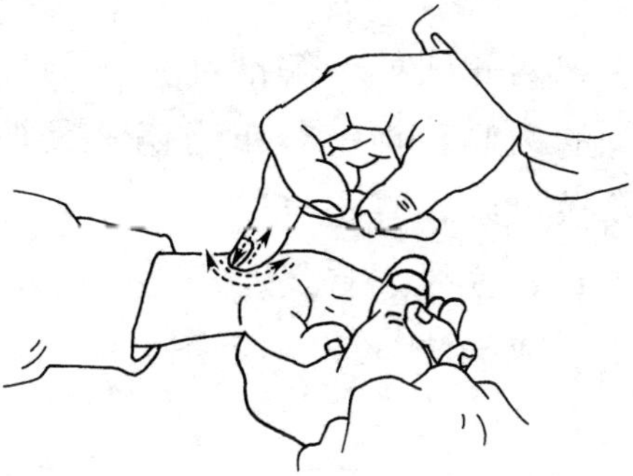

图 30　揉总筋

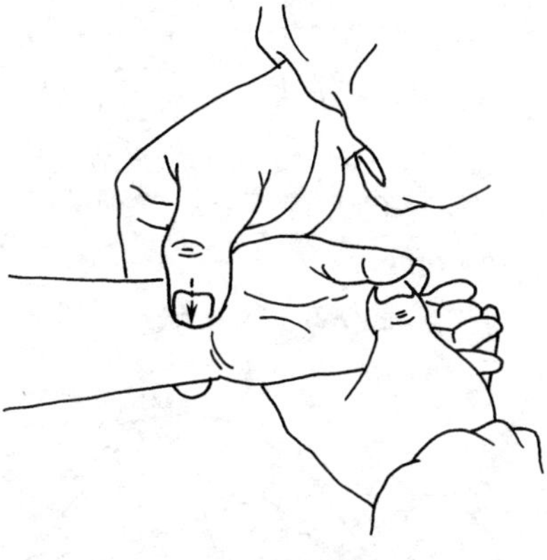

图 31　拿总筋[②]

操作时间：半分～2 分钟。
操作宜快并稍用力，凡一切实热证，皆有疗效。对

① 据图 31，“拿法”当改为“按法”——编辑注。
② 本图所示手法为按总筋——编辑注。

小儿伤风感冒，多用拿法，再配用按天门穴，可加强疗效。

39. 列缺穴

部位：手腕两侧凹处（解剖部位在尺骨茎突与桡骨茎突下方腕骨的两侧，神经分布为桡、尺神经）。

功用：发散风寒，降逆气。

主治：感冒、惊风、昏迷不省等。

手法：拿法或掐法（图 32，图 33）。

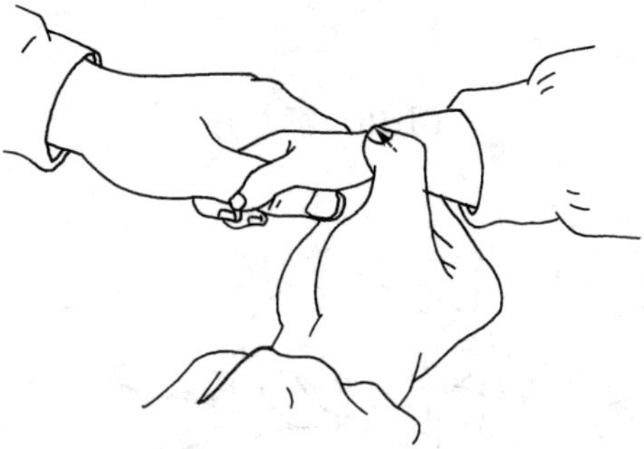

图 32　拿列缺

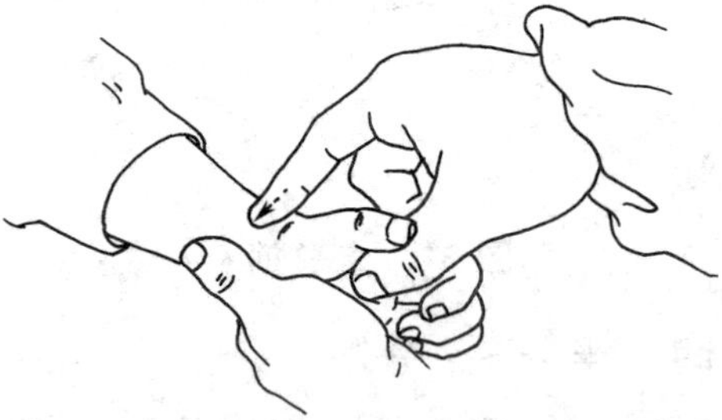

图 33　掐列缺

操作时间：4～5 次，每次约 10～20 秒。

掐本穴再与补脾土、推三关穴等配合使用，对小儿下肢瘫痪肢凉者，可有下肢端发热的作用。

40. 阳池穴

部位：在乙窝风上寸许凹陷中（解剖部位在尺骨、桡骨下端缝间背侧，掌横纹上寸许凹陷中。神经分布为桡神经浅支）。

功用：降逆，清脑，去风止痛。

主治：头晕、头痛、惊风、便秘等。

手法：掐法或揉法（图 34）。

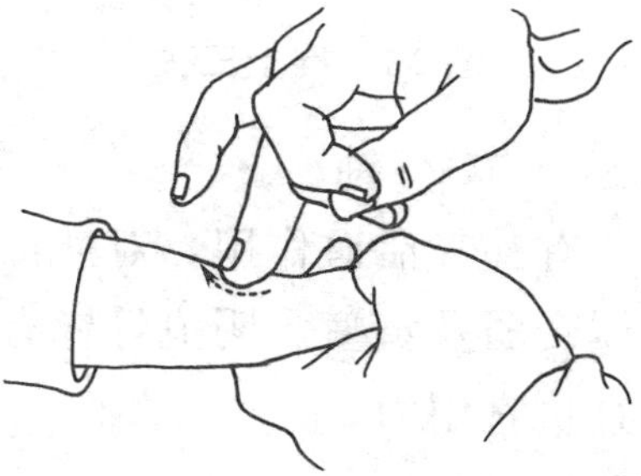

图 34　揉阳池

操作时间：掐 3～5 次，揉 1～3 分钟。

便秘结而不下者，掐之有显效，但大便滑泻或虚脱者禁用。

41. 上三关穴

部位：由鱼际至曲池穴（解剖部位在桡骨外侧缘自腕关节至肘关节，神经分布为肌皮神经的前臂外侧皮神经）。

功用：助气活血，培补元气，熏蒸取汗。

主治：营养不良、黄疸、斑疹白，疹出不透及小儿肢体瘫痪等症。

手法：推法（由鱼际起向曲池穴推。图 35）。

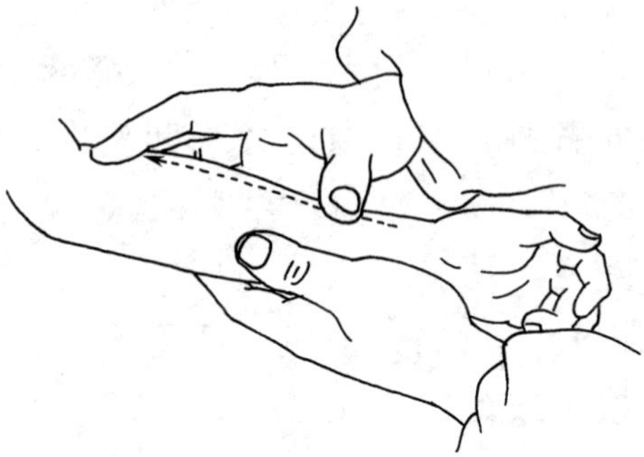

图 35　推上三关

操作时间：2～10 分钟。

本穴大热，有补气活血作用，对疹毒内陷，隐疹不出，或患儿形体衰弱及黄疸、阴疸等皆有效果。治疗实证，操作手法宜快宜用力。

42. 退六腑穴

部位：由肘起至腕横纹处的尺侧（解剖部位在前臂尺侧缘从肘关节至腕关节，神经分布为前臂内侧皮神经）。

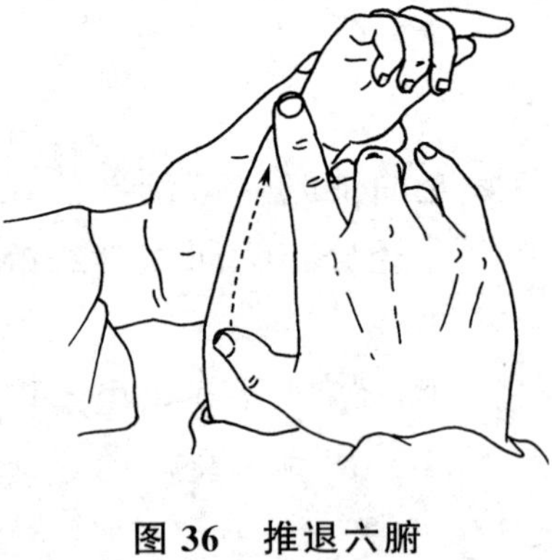

图 36　推退六腑

功用：退热，凉血，消疮肿。

主治：惊风、鹅口疮、重舌、木舌、喉痛、痄腮、无名肿毒、热痢、痧痘、便秘等。

手法：推法（由肘向腕部推），见图 36。

操作时间：2～10 分钟。

上三关、退六腑为大热、大凉要穴。如患儿体温不足时，需培补元气，可用上三关治之。患儿热病急剧，如高烧不退或喉痛甚重者，可用退六腑法，往往可以立见效果。三关、六腑二穴既可单用，亦可合并使用，须视具体病情决定。若患儿平素大便溏薄，脾虚下泻者，退六腑穴宜慎用。

43. 清天河水穴

部位：在前膊掌侧中线，由小天心至曲池（解剖部位在前臂掌侧由腕部至肘弯曲池处，神经分布为前臂侧皮神经及肌皮神经的前臂外侧皮神经）。

功用：本穴性微凉，能清热，除燥痰，除烦躁、口渴等。

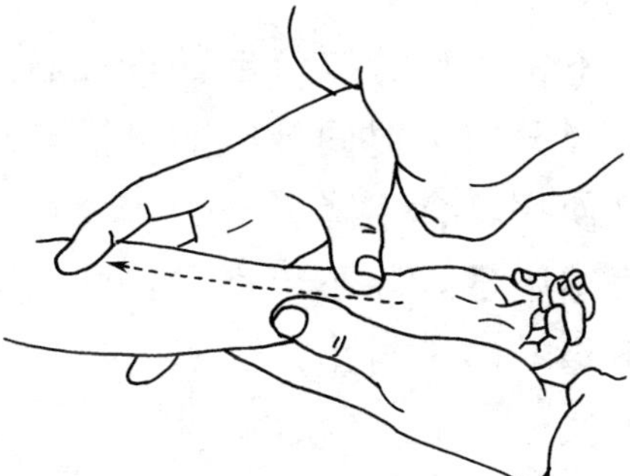

图 37　清天河水

主治：弄舌、重舌、惊风、痰喘咳嗽、烦躁不安等症。

手法：推法（由腕部向肘弯曲池处推称为清天河水，反之称为取天河水，性大凉），见图 37。

操作时间：1～3 分钟。

本穴主治以上各症，有显效。此外对小便赤涩、失语症亦有疗效。

44. 天突穴

部位：胸骨上窝陷中（解剖部位在胸骨颈截痕上际之中央，左右胸锁乳突肌之间。神经分布为下颈皮下神经）。

功用：催吐。

主治：痰涎壅盛或食入有毒及不洁之物，使之吐出。

手法：点法。指端微屈向下用力，反复操作。如系吞食干物，操作前可先令饮水一茶杯。

操作时间：1～2 分钟。

45. 气海穴

部位：脐下 1 寸 5 分（解剖部位在腹正中线脐下 1 寸 5 分处，神经分布为肘间神经前穿行支）。

功用：可使痰、食下降。

主治：痰结胸部，啼不出声时，可先运内八卦后点此穴，使痰下降，啼声自出。

手法：点法。

操作时间：1～2 分钟。

46. 龟尾穴

部位：在尾椎尖端（解剖部位相同，神经分布为骶神经及尾神经）。

功用：上推可升提，下推能降能利。

主治：脱肛、便秘、泄泻等症。

手法：推法（上推可止泻，治脱肛；下推能利便），见图 38。

操作时间：2～3 分钟。

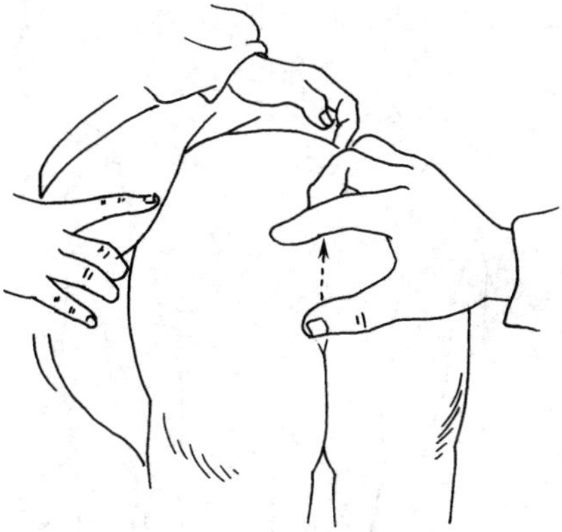

图 38　推龟尾

47. 涌泉穴

部位：在足底前三分之一正中处，当足趾屈曲时，该部呈凹陷（解剖部位在趾根膨隆部的后外侧，长屈趾肌的外侧，短总趾屈肌的内侧。神经分布为胫骨神经的末支、内足跖神经）。

功用：止呕吐，引上焦热下降。

主治：头痛、呕吐、目赤、痰壅等症。

手法：推法或揉法。

操作时间：1～2 分钟。

附：应用穴位图（图 39）

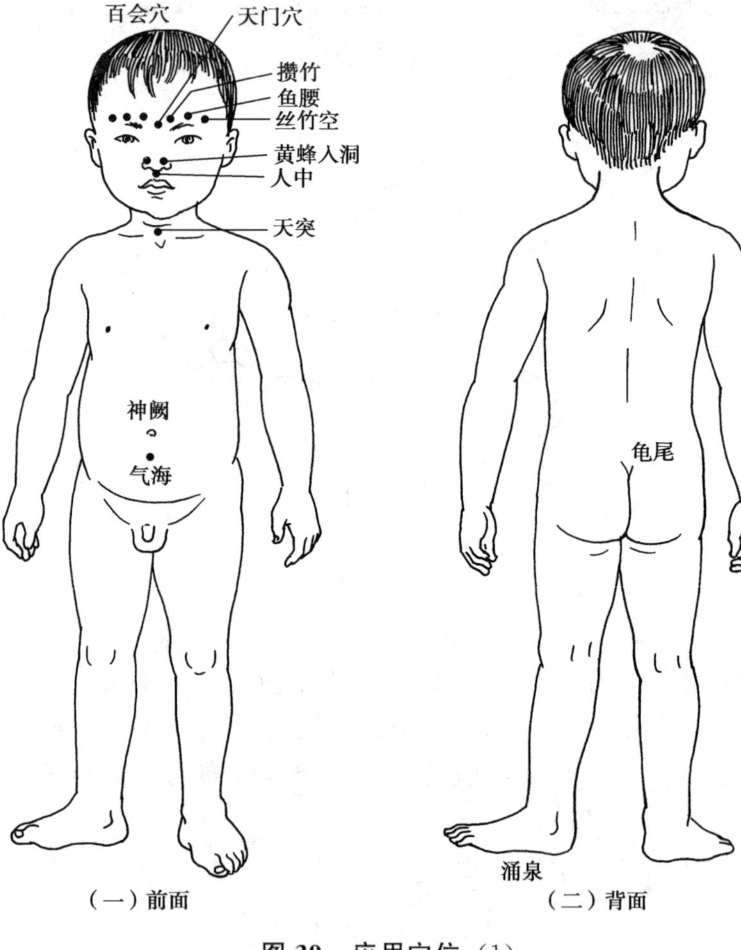

（一）前面　　（二）背面

图 39　应用穴位（1）

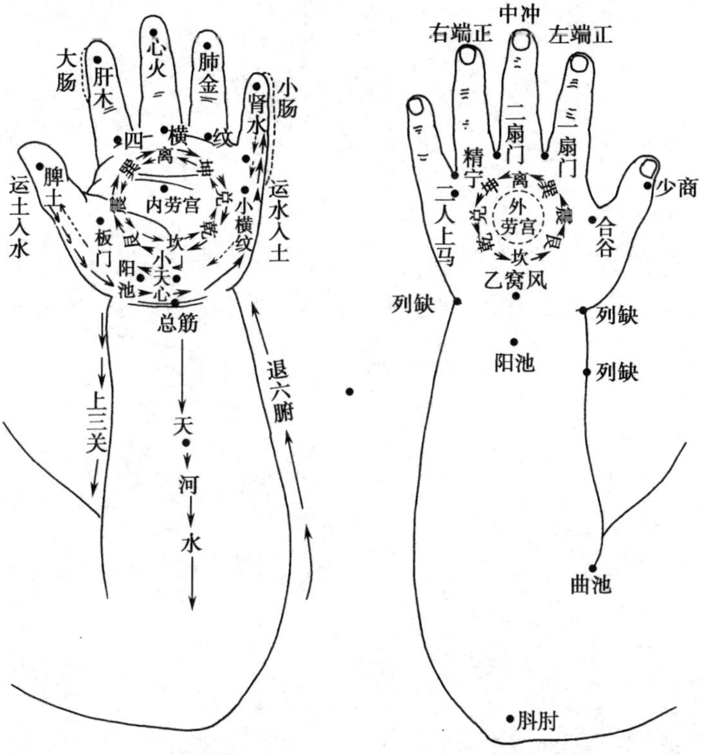

（三）上肢内侧　　（四）上肢外侧

图 39　应用穴位（2）

第四章 治 疗

推拿疗法，在实际应用上有汗、吐、下、和、温、清、补、消等法。如表实无汗者，应治以开泄腠理，逐邪外出，可采用汗法，揉二扇门和乙窝风二穴发汗最为适宜。又如痰涎壅结，或误食毒物尚未到肠时，可速用吐法，点天突、推板门二穴催吐最快。体内如有积滞，应当消除积滞，荡涤肠胃，可采用下法，用逆运内八卦、四横纹，加清肺、退六腑，善能润燥通便。如遇病在表里之间，气机不调等，当用和法，可采用揉小天心、分阴阳及小横纹等穴，以和解之。如病属沉寒逆冷，应采用温法，可揉外劳宫、推上三关，以回阳救逆，温中祛寒。如邪热燔盛，应用清法，可清板门、推天河水，有清热保津、除烦解渴之功。如体力衰弱、气血亏损者，用补法，可用补脾土、推三关，以扶正气。对于积聚不散、痰涎凝滞等症，宜采用消法，可揉小天心、小横纹、精宁等穴，有通滞散结攻坚之力。以上八法为推拿治疗方法的基本原则。

取配穴位，应辨别标本、缓急。所谓标本，在中医学里有几种涵义：如新病属标，宿病属本；客邪属标，正气属本；表病属标，里病属本；或遇标本夹杂，在不同情况下，要结合病情的缓急、轻重作出处理方案，分别采用先治、后治、兼治等。在诊治中要有一定程序，才能够做到有条不紊。今将标本的施治方法简述如下：

（一）治本法

例如遇到极度衰弱的患儿，或患有很严重的宿疾，虽有新病也必须顾其正气，待正气渐复，再治疗新病。古人说：治病必求其本。其主要精神就是要掌握关键，作出正确的处理方法。

（二）治标法

如患儿有宿疾，但不严重，又感外邪，以致表里同病，就应当先治其标。例如患儿既有泄泻症但不严重，突然又发高烧来势急剧，在这种情况下，必须先治其高烧为主，可多揉乙窝风、按天门，配小天心以解表邪，再分阴阳、清板门以清热退烧，同时又能温中健胃辅助消化；候高烧退后，再配大肠穴以固肠涩便。这就是“急则治标，缓则治本”的方法。

（三）兼治法

兼治法就是标本同治的方法。例如患儿既有高烧，又有大便秘结，在这种情况下，可先揉二扇门，往往可立见汗出，汗出则表解；次推四横纹、清肺金及退六腑等穴，不但可润燥通便，同时还能清热凉血、顺气消胀，汗下并用，表里兼治。又如遇到正气衰弱的患儿，或感受外邪虽有高烧，亦可采用补脾土、推上三关，以扶正祛邪。操作手法，速度要微快和微用力，虽患儿兼有热邪，但在补法中经微用力和速度微快，乃为补中有泻之意，则是标本兼治之法。

一、不　啼

［病因］　因难产以致气息闭塞，或因产时环境寒冷，被寒气所迫，均可使婴儿生后不啼。

［症状］　生后不啼，全身青紫，呼吸微弱，奄奄如死儿，面色青紫或苍白，口唇青紫。

［治疗］　主穴：掐人中、少商、中冲，揉小天心，分阴阳（阳重）。

配穴：推补脾土、三关，揉乙窝风，顺运内八卦（少用），推板门（手法由腕骨大横纹推至拇指根纹处）。

［方义浅解］　掐人中、少商、中冲，配揉小天心能开窍通郁，促进神志清醒；分阴阳，推补脾土，配三关，补气活血、温通经络，以消除全身青紫；揉乙窝风能温中和胃，再顺运内八卦，推板门，能和中清胃，促使胃中秽液吐出。

［加减法］　如初生儿面色苍白或青紫，多推补脾土、三关，再配揉外劳宫等。

上述顺运内八卦及推板门的操作手法，只可操作1～2次，后即改用逆运内八卦、清板门，如若继用，恐伤新生儿胃气，引起吐乳。

二、不　　乳

［病因］　因胎粪未下，或胎中受寒，生后受凉等。

［症状］　因胎粪未下者，有胸满、腹胀、呕恶、啼闹不安、不思乳饮等症状；因受寒而致不乳者，必兼腹痛，面色青白相兼，四肢逆冷，啼哭不宁，声低不畅等症状。

［治疗］　因胎粪未下而致者，主穴：推四横纹，顺运外八卦，推清肺，退六腑；配穴：揉乙窝风，逆运内八卦，揉小天心。

因受寒而致不乳者，主穴：推补脾土、三关，分阴阳（阳重），揉小天心，揉外劳宫，推补肾水，揉二人上马；配穴：揉乙窝风，逆运内八卦。

［方义浅解］　因胎粪未下而致不乳者，推四横纹，运外八卦以利气通滞，再配清肺，退六腑以润燥通便；揉乙窝风，逆运内八卦以和中健胃，使婴儿吃乳；再配揉小天心，可催促小儿睡眠。

因寒不乳者，补脾土，推三关，分阴阳，揉小天心，能补气活血，温通经络；揉外劳宫以补肾，配二人上马以补命门之火，而散凝寒；揉乙窝风，逆运内八卦以温中利膈，促进乳食。

三、初生儿眼不开

［病因］ 多为胎中热毒熏蒸所致。

［症状］ 眼胞红肿多眵，不能睁开，面赤、烦躁、啼闹不安，或二便秘涩等。

［治疗］ 主穴：揉小天心（多用），清天河水，清板门，逆运内八卦。

配穴：推清肺金，推退六腑，分阴阳，揉阳池。

［方义浅解］ 揉小天心能疏散结热，并能明目祛眵；推天河水配板门能清热解毒，利小便；逆运内八卦，能和中利膈；推清肺金，退六腑，分阴阳（阴重）以行气润燥，凉血消肿；再配揉阳池以清脑降逆，巩固疗效。

四、二便不通

［病因］ 多因受胎中热毒所致。

［症状］ 腹部膨胀，或面赤、口干、舌燥、啼闹不安、二便闭涩等。

［治疗］ 主穴：分阴阳，逆运内八卦，推四横纹，顺运外八卦，推清肺金，退六腑。

配穴：揉二人上马，清天河水，推小肠。

［方义浅解］ 分阴阳，运内、外八卦，推四横纹能

利气行滞，消胀满；加清肺金、退六腑以润燥通便；揉二人上马，清天河水，推小肠以清热除烦，通利小便。

五、夜　啼

［病因］　由于寒、热、惊、虚等因素，皆可引起本症。

［症状］　因寒者，多属脏寒脾冷，其症入夜则啼，面色青白相兼，在唇鼻周围颜色发青较为明显，手足多冷，不思乳食，四肢蜷屈，腰曲而啼，脐部周围按之较凉，大便色青带绿有粘液及不消化的食物，重则每便时即啼，啼时头部多汗，哭声尖锐不畅，喜人多抱等。因热者，多属心热有火，面赤唇红，烦躁，手腹俱热，二便秘涩，入夜则仰身啼哭，不喜他人近身或抱，抱则啼哭较甚，但哭声高而尖锐等。

［治疗］　因寒者，主穴：揉外劳宫（多用），揉乙窝风（多用），揉小天心（较多用），逆运内八卦；配穴：分阴阳，补脾土（多用，操作时微用力），推三关，推补肾水、二人上马，清大肠。

因热者，主穴：揉乙窝风（多用），揉小天心（手法要重），清板门，清天河水（手法要快）；配穴：分阴阳（阴重），逆运内八卦，推四横纹，推清肺金，退六腑。

［方义浅解］　因寒者，揉外劳宫、乙窝风、小天

心，能温阳散寒，镇静安眠，止腹痛又助消化；补脾土，推三关，分阴阳（阳重）以扶脾胃之气，又能和气血调理阴阳；逆运内八卦以和中气；配用补肾水、二人上马以补命门之火，加强疗效；推大肠以固肠涩便。

因热者，揉乙窝风、小天心，以祛燥止腹痛，促进睡眠；清板门，推天河水，再配分阴阳，可凉膈清心热，而利小便；运内八卦、四横纹以和中利气，行滞除胀满；推清肺金，配六腑以润大肠燥结。

［加减法］ 因惊者，多揉小天心。因于虚者，多用补脾土、肾水、三关、外劳宫等。

六、鹅 口 疮

［病因］ 因胎中热毒蕴于心、脾二经，故生后于口舌之间生疮。

［症状］ 本病初起，多见口内及舌上有白屑散布，严重时可散布至鼻及气管等处。患儿因口内生疮而致疼痛，因而吮乳困难，往往啼哭不安，口涎流出。

［治疗］ 主穴：揉小横纹、小天心，推四横纹，揉总筋，清天河水，退六腑。

配穴：清板门，推补肾水，泻小肠。

［方义浅解］ 揉小横纹、小天心，推四横纹能散结热止口痛；推天河水，揉总筋，退六腑能清心火，凉血热，消口内白屑；推板门以清中焦结热；补肾水，泻小

肠能润燥而利小便。

［加减法］ 兼消化不良者，去六腑加乙窝风；兼咽痛者，加揉合谷，掐少商。如大便秘结者，加清肺金，配用六腑，二穴多推，可愈。

七、乳　　蛾

［病因］ 因肺、胃积热，复感风火燥热之气，火气上壅所致。

［症状］ 咽部旁侧状如蚕蛾，红肿疼痛，小儿啼哭声多不畅，有碍食物，病变多是双侧发生。

［治疗］ 主穴：掐少商（或用针刺患儿两手少商穴处放血），揉合谷、小天心，退六腑（多用），清板门，分阴阳。

配穴：逆运内八卦，推清肺金，清天河水。

［方义浅解］ 掐少商，揉合谷、小天心能通郁散结而止疼痛；退六腑，分阴阳有凉血消肿润燥作用；清板门，逆运内八卦以和中清胃热；推清肺金能利咽喉，再配天河水，能除烦躁并利小便。

八、弄　　舌

［病因］ 多为脾热所致。

［症状］ 患儿身体多浮胖不健，舌头时伸时缩，频

频摇动，并兼有面色多白，两腮微红，发多稀疏或黄，唇焦，舌红赤，或见微紫而干等症。

［治疗］ 主穴：清板门，清天河水，揉小天心，逆运内八卦。

配穴：推清脾土（手法微重），推补肾水，揉二人上马。

［方义浅解］ 推板门，配天河水能清膈热，兼除烦躁；再配揉小天心以舒畅舌本脉络；逆运内八卦，推清脾土以和中化湿，促进饮食；补肾水以养阴制燥，再揉二人上马以利小便。

小儿弄舌多因脾经积热，但弄舌与伸舌不同。伸舌多属于心热，舌之伸缩频作（如在大病中见伸舌，预后多不良），治疗多以清天河水，揉小天心，推补肾水等为主，亦可配用清板门，揉总筋等穴。

九、重　舌

［病因］ 多由心脾积热，壅热上冲所致。

［症状］ 舌下近根处，重生一物，其形如舌，甚则头痛、身热等。

［治疗］ 主穴：揉小天心（多用），揉小横纹（多用），推四横纹。

配穴：推清板门，推清天河水（多用），退六腑，分阴阳，揉总筋。

［方义浅解］ 揉小天心、小横纹，推四横纹能散郁结，通经络；清板门，推天河水以清热凉膈；再配退六腑，分阴阳又能凉血消肿，加揉总筋以泻结热。

［加减法］ 头痛者可加掐攒竹、鱼腰、丝竹空，揉阳池等。如身热无汗舌烂者，加揉乙窝风，忌用二扇门，多推退六腑、清板门等。

木舌为舌肿胀如木硬，不能转动，妨碍哺乳，亦可采用上法治疗。

十、五 硬

［病因］ 多为先天禀赋不足，阳气不荣四肢，或为风邪所袭等。

［症状］ 颈硬不能转侧，难以动摇，胸膈气壅疼痛，皮肤以及四肢、手足心凉而硬等。

［治疗］ 主穴：推脾土（多用）、三关（多用），分阴阳（阳重）。

配穴：揉小天心（多用）、乙窝风，逆运内八卦，推补肾水。

［方义浅解］ 推脾土配三关以益气活血，温通经络；分阴阳能调理营卫，促使皮肤柔软；揉小天心、乙窝风以宣通表里，通郁散结，疏解风邪；再配逆运内八卦以和中健胃进乳食，利筋脉；补肾水以益肝肾，强筋骨，利四肢。

十一、解　颅

[病因]　多因小儿先天不足，肾气不充，或因大病后肾虚，水不胜火，火气上蒸而致囟门合而复开。

[症状]　面色白，两目无神而上视，肢体消瘦，头部骨缝加宽，神志呆滞，悲愁少笑，或有呕吐、腹泻等。

[治疗]　主穴：推补肾水（多用），揉小天心（多用），揉二人上马、阳池，分阴阳，推补脾土（多用），推三关，揉乙窝风，逆运内八卦。

配穴：清板门，揉肾顶。

[方义浅解]　补肾水、小天心，揉二人上马能补肾阳，固肾阴；配小天心能深透骨髓，以治解颅之本；揉阳池清脑降逆，治解颅之标；推补脾土，推三关助气活血，通畅经络；配乙窝风，运八卦能开胃健脾，促进食欲，加强消化，又治肾之本，清板门善清胃热，以免胃热上逆扰脑，并治阴虚之热；再揉肾顶以敛元气，促使头围缩小，加强疗效。

治疗解颅，如初发现，或患大病后发现而日期不太久，以及头围不过于大者，一般疗效显著。如头围过于开大，疗效不明显，则治疗时期要长。

十二、水　疝

［病因］　多由于外感风邪，湿热郁于阴囊所致。

［症状］　阴囊皮色光亮，多无红、热，偶有肿痛，或左或右，内蓄黄水等。

［治疗］　主穴：揉小天心（多用），推补肾水（多用），推补脾土，揉外劳宫（多用）、二人上马。

配穴：揉肾顶，推三关，退六腑（少用），清天河水。

［方义浅解］　揉小天心以疏郁、渗湿、散结；推补肾水，揉二人上马、外劳宫以滋阴养肝，温固下元，再配揉肾顶以收敛之；推三关，退六腑再配补脾土，以活血脉通经络；推天河水以利水湿。

十三、麻　疹

［病因］　胎毒蕴伏，或复感天行时气，相互传染引动发作。

［症状］　可分三类：

初起：症多如感冒，发烧、恶寒、咳嗽、喷嚏、流涕，两目汪汪多眵，色赤羞明，或有吐泻，烦躁不宁，手足稍冷，睡则惊搐，倦怠神疲等。

顺症：透发过程，身热缓和多有微汗，2～3 天见疹点，逐渐透齐。再经 1～2 天后，疹点逐渐消退，精神、睡觉、食欲及二便多正常。

逆症：透发过多，壮热无汗，神昏，烦躁不宁，气息不平，口渴，二便秘涩，5～6 日不见疹点，有欲出不出之势，或随出随没，或者持久不收等，均属逆症。甚则咽喉肿痛，或喘急鼻翼扇动，或有顿咳，或移热大肠变为痢疾者，或因身体素弱，透发过程泄泻严重，或身凉大汗淋漓等，以致疹毒内陷病势加重，转为危候。

［治疗］ 初起者，主穴：揉小天心（多用）、乙窝风（多用），分阴阳，清板门（微多用），逆运内八卦；配穴：推补脾土（少用，操作手法要快，微用力），推三关（少用，手法同补脾），推补肾水，退六腑（少用），泻小肠。

顺症者，主穴：揉小天心，分阴阳，逆运内八卦，揉乙窝风（少用），清板门；配穴：推补脾土（少用，手法要快），推三关（少用，手法要快），推补肾水，泻小肠。

逆症者，主穴：揉二扇门、小天心，分阴阳，揉小横纹，推清板门，清天河水；配穴：逆运内八卦，推清肺金，退六腑，推清脾土（少用，手法要快并用力）、三关（少用，手法要快并用力），推补肾水，泻小肠。

［方义浅解］ 初起者，揉小天心、乙窝风，疏风泄邪，镇静，除目赤、羞明等；清板门，退六腑，清热解毒，除烦躁；逆运内八卦和中健胃；少用补脾土、三

关，配合阴阳，助气活血行滞，使疹易透；推补肾水，泻小肠滋阴养肝，又利小便。

顺症者，揉小天心，分阴阳，逆运内八卦，配揉乙窝风和中健胃，又能辅助麻疹透达；推板门清热解毒；推补脾土、三关，补肾水助气活血，滋阴，通经络，再配小肠，利尿清热。

逆症者，揉二扇门、小天心，分阴阳能解表透邪宣肺，使疹外达；揉小横纹利气保肺；清板门以解气分之热，又能清解血分之热；再配清肺金行气润燥，通便秘；推天河水，补肾水清热解毒，除烦躁，止口渴；逆运内八卦和中利膈；清脾土，推三关，少用能助气行滞，使疹易透，再推泻小肠，利尿清热。

[加减法] 如兼有咽痛者，加掐少商、合谷，后继揉合谷穴。兼有鹅口疮者，多揉小横纹及推四横纹。兼有喘急，鼻翼扇动者，多揉小横纹。无汗者，少用二扇门，以使周身微汗。兼有顿咳者，参顿咳配合治疗。兼痢者，多用分阴阳（手法参见痢疾），揉外劳宫。兼有泄泻而严重者，加揉外劳宫、二人上马、大肠，去二扇门，清肺金、退六腑等慎用。身凉，大汗淋漓，应先补脾土、补肾水，多揉肾顶，推三关，使汗止体热后，再配上法治疗。兼有抽搐者，多揉小天心，分阴阳，掐人中，揉阳池。无汗壮热者加二扇门。

十四、水痘

［病因］　多为湿邪内蕴，时热外袭，郁于肌表而发。

［症状］　发热、面赤、喷嚏，甚则抽搐。发疹前数日，多全身不适，颜面发间见米粒大小红赤色的疹子，突起于皮肤之上，继之身上胸背四肢等处渐次发生，参差不齐，周围红润，1～2 日后，渐增至豌豆大小，形成透明水泡，以后逐渐干缩结痂，不数日干痂脱落而愈。

［治疗］　主穴：揉小天心（多用）、乙窝风（多用），分阴阳，推补脾土（少用），推三关（少用）。

配穴：逆运内八卦，清板门，推补肾水，退六腑，清天河水（少用）。

［方义浅解］　揉小天心、乙窝风，疏泄邪热，除周身不适；分阴阳，补脾土，推三关促使水痘迅速透出；逆运内八卦，以和脾胃增进食欲；推板门清热解毒，推补肾水滋水涵木；推退六腑（少用），功能凉血退热，使痘透出后易结成痂；再配合小天心，能使痂盖容易脱落，又善解痒；清天河水利尿泻热。

十五、痫症

［病因］　多由心肾虚怯，肝火上逆，痰涎上壅，阻

塞心包经脉所致。

［症状］　阳痫：发时身热自汗，面赤，牙关噤急，手足抽掣，啼叫声音有力，口吐涎沫等。

阴痫：面色青白，手足冷，口吐涎沫，声音低细等。

［治疗］　阳痫，主穴：掐人中，揉小天心，分阴阳，揉阳池、乙窝风，清天河水，逆运内八卦；配穴：点气海，清肺金，退六腑，补肾水。

阴痫，主穴：掐人中、小天心，分阴阳，补脾土，推三关，补肾水，揉阳池，运八卦；配穴：推四横纹，清肺金，加二人上马。

［方义浅解］　治疗阳痫，掐人中配小天心，分阴阳以通窍镇惊散结；揉阳池以清脑降逆而定惊，揉乙窝风以疏解外邪；清天河水有清热之力；运内八卦，点气海引痰下行；清肺金，退六腑以降气行痰，而清血热并通积滞；推补肾水以滋阴养肝。

治疗阴痫，掐人中、小天心，分阴阳有通窍、镇惊之功；补脾土，推三关，补肾水以和气血通经络而涵肝木；揉阳池，运八卦以清脑和中；推四横纹，加清肺金以顺气化痰，加二人上马以温下元，通利小便。

十六、急惊风

［病因］　外感风邪，内夹痰滞，邪热蕴蒸，热入心

包，以致气乱神昏，而发本病。

［症状］ 症多暴发，壮热不退，心中烦急，面红唇赤，痰涎壅滞，呼吸促迫，牙关紧闭，手足抽搐等。

［治疗］ 主穴：掐人中，揉小天心，分阴阳，揉两扇门，揉阳池，逆运内八卦，点气海。

配穴：清天河水，清肺金，退六腑。

［方义浅解］ 掐人中，揉小天心、二扇门，分阴阳功能通窍镇惊安神，并能疏泄风邪；配阳池又能清脑降逆；逆运八卦，加点气海能利膈降痰；清天河水，清肺金，退六腑能大清心热，并能行气通滞，凉血退热兼通燥结而利小便。

［加减法］ 患儿如热甚神昏，抽搐，面色青紫，可先掐人中加掐中冲，继用分阴阳（多用，阳重），至患儿面色微红为止。如体弱，面色青白色暗，可先掐人中加掐少商，继用补脾土，推三关，分阴阳；体温如不高或有汗时，可去二扇门加乙窝风。如高热神昏，手足逆冷，呼吸气凉，可先补脾土、肾水，加推三关，揉肾纹（以上操作手法应快，并稍用力）。若患儿大汗淋漓，先掐人中，继以补脾土、肾水，再揉肾纹，以止其汗。兼有消化不良者，退六腑，点气海应慎用，以免加重病情。如患儿热退，神志正常时，可去二扇门，点气海等。惟补脾土、肾水加推三关可继用数次，以巩固疗效。

十七、慢 惊 风

［病因］ 多为虚证，由吐泻久痢，寒热久咳，调养失宜而发本病。亦有因饮食积滞或急惊风未获根治而成本病者。

［症状］ 面色淡黄，形羸神惫，手足抽搐，时作时止，昏睡露睛，肢冷便溏等。

［治疗］ 主穴：补脾土、肾水（以上二穴多用，宜稍用力），推三关，揉小天心，分阴阳。

配穴：揉乙窝风，逆运内八卦，揉外劳宫、二人上马，清肺金（少用），清天河水（少用）。

［方义浅解］ 补脾土，推三关，分阴阳补中气和经络而调阴阳，配小天心能镇惊止抽搐；揉乙窝风，逆运内八卦温胃和中，利膈；补肾水以养肝；揉外劳宫加二人上马温补命门，以固下元；少用清肺金、天河水以肃肺利尿。

［加减法］ 如抽搐神昏时，可加掐人中，汗多加揉肾顶。

十八、感 冒

［病因］ 多因气候突然转变，遭受风寒侵袭，肺气不宣所致。

[症状] 发热，恶风恶寒，头痛体痛，有汗或无汗，鼻流清涕，鼻塞，咳嗽，喷嚏等。

[治疗] 主穴：揉乙窝风、小天心，分阴阳，揉小横纹，推清板门。

配穴：逆运内八卦，推清肺金，推退六腑，推清天河水。

[方义浅解] 揉乙窝风，小天心疏风散寒；推清肺金与小横纹，能清肃肺气止咳嗽；分阴阳，清板门，退六腑加天河水，以调节阴阳，清内热，退体温；再配逆运内八卦，又能增进食欲。

[加减法] 患儿高烧无汗者，可加揉二扇门。因鼻塞，呼吸不畅，不能吃奶者，可加用黄蜂入洞。体素弱，高烧不退者，可多推清板门并补肾水，操作时间可稍长。

十九、咳　嗽

[病因] 有外感、内伤两类。外感咳嗽，多因乍寒乍暖，汗出当风，邪气入于腠理所致；内伤咳嗽，多因患儿身体虚弱，阴液耗损所致。

[症状] 外感咳嗽者，症见咳嗽，鼻流清涕，面赤唇红，鼻塞，声重，胸闷等。内伤咳嗽者，症见久咳，身微热或干咳，身形羸瘦等。

[治疗] 外感咳嗽，主穴：揉乙窝风、小天心，推

分阴阳，揉小横纹；配穴：逆运内八卦，推四横纹，推清肺金，清板门、天河水。

内伤咳嗽者，主穴：推补肾水，推补脾土，揉小横纹，揉小天心；配穴：分阴阳，逆运内八卦，推清板门，推三关，清天河水。

［方义浅解］ 外感咳嗽：乙窝风与小天心配合应用，善能疏风解表；揉小横纹消痰止咳；逆运内八卦，推四横纹，清肺金等能化痰利膈，顺气和中；分阴阳能调阴阳盛衰；推板门配天河水，清热利尿。

内伤咳嗽：补肾水，清板门以滋阴降火而清虚热；补脾土，推三关配运内八卦以培土生金；揉小横纹、小天心，清天河水，分阴阳以清痰止咳而调理阴阳，加强疗效。

二十、顿咳（鹭鸶咳、百日咳）

［病因］ 风邪袭肺，更挟痰浊，肺失清肃。如病邪久蕴不清，可致脾肺两亏，体力虚耗。

［症状］ 初起咳呛鼻塞，或兼寒热，以后咳嗽连续不停，甚至咳发必呕，涕泪皆出，少顷又作，甚至发生鼻衄，久之精神疲惫等。

［治疗］ 主穴：揉小横纹、小天心，逆运内八卦，清天河水，清板门，分阴阳。

配穴：推四横纹，清肺金，退六腑，揉肾纹。

[方义浅解] 揉小横纹、小天心，逆运内八卦，清肺金功能祛痰、降气、清咽、利膈、止吼声；清板门、天河水可清热除烦，又止鼻衄；推四横纹，退六腑，分阴阳能行滞气，润燥通便；揉肾纹散结热，对眼红有效。

[加减法] 如患儿体强，有发热无汗者，加用二扇门，但要少用。如体弱，面色白，多汗者，加补脾土、肾水，揉肾顶。如饮食不思，精神疲惫者，可用补脾土、乙窝风。消化不良者，可加补脾、外劳宫。如大便次数多者，可少加推大肠（清法）。如患儿吼声消失，咳嗽减退，因体弱而痰多者，可多补脾土、肾水。

二十一、哮　　喘

[病因] 分虚、实两类。实喘多由外感风冷，或痰火内阻，水饮乘肺；虚喘多因元气虚耗，肾不纳气所致。

[症状] 实喘多见胸闷，呼吸急促抬肩，喉中声如拉锯；虚喘多见喘时声低，呼吸气短，吸不归根，容易出汗，身体多弱。

[治疗] 实喘者，主穴：揉小横纹，逆运内八卦，清天河水，推板门，揉小天心、乙窝风（多用）；配穴：推四横纹，清肺金，退六腑，泻小肠。

虚喘者，主穴：补肾水、小天心、小横纹，逆运内八卦，推四横纹；配穴：揉二人上马，补脾土，清肺水、天河水（少用）。

［方义浅解］ 治疗实喘，小横纹与八卦穴同用，有肃肺、清咽利膈、顺气定喘功效；板门与天河水加泻小肠三者同用，既能凉膈泻火，又能通利小便；揉小天心、乙窝风能疏解表邪；四横纹与清肺金、六腑并用，能行气通滞，化痰涎，治便秘。

治疗虚喘，以补肾水为主穴（操作时间宜多），如配小天心则大补肾脏元气，而且补而不腻；再配二人上马又能顺气清心，使水火相济；揉小横纹，逆运八卦再配四横纹，能肃肺气，平喘息，调气畅中；推补脾土加清肺而益肺金，使肾水自足；清天河水利小便而化痰饮。

二十二、呕　　吐

［病因］ 呕吐为胃气上逆，如胃受寒邪或胃火上炎，或由痰湿、食积阻滞以及水饮等，可使中气升降失常，而致呕吐。

［症状］ 寒吐：四肢冷，消化不良，吐出之物无酸臭气，喜热恶寒，朝食暮吐等。

热吐：发热烦躁，面赤，唇红而干，口渴饮冷，食入即吐，小便赤涩，吐物酸臭等。

［治疗］ 寒吐，主穴：补脾土，推三关、小天心，揉乙窝风，逆运内八卦，补肾水，揉外劳宫、二人上

马；配穴：掐右端正，清肺金（少用），泻小肠。

热吐，主穴：推板门（由拇指根推向腕横纹），清天河水（以上两穴多用），逆运八卦，掐右端正；配穴：揉小天心，分阴阳，清肺金，退六腑，点气海。

［方义浅解］ 治疗寒吐，补脾土，推三关、小天心以补中气，和血脉；配乙窝风，逆运内八卦温胃和中而助消化；补肾水，揉外劳宫加二人上马，以温补命门之火；掐右端正能降逆止吐；清肺金，泻小肠行气滞而利小便。

治疗热吐，推板门、右端正可清胃热，降逆止吐；清天河水以清心热；运八卦和中养胃；分阴阳调和营卫；揉小天心清肺；退六腑加点气海理气行滞而通便。

［加减法］ 寒吐兼腹胀者，可加推四横纹和顺运外八卦；兼痰饮者，补脾土、肾水及二人上马多用。因惊吓而致吐者，先揉小天心再加阳池。

二十三、泄　泻

［病因］ 内伤饮食，外伤风寒，或久病脾虚，清气下陷，而成飧泄。

［症状］ 伤于饮食者，身热面黄，胃腹胀热，恶食口臭，呕吐酸粘，便溏酸臭。因于冷者，面色青白，四肢厥冷，下利清冷；因于热者，腹痛心烦口渴，泻多黄水，暴迫下注，溲赤而热；脾虚飧泄者，完谷不化，体

质素弱，面黄肌瘦，不思饮食，精神疲惫等。

［治疗］ 伤于饮食者，主穴：揉小天心、乙窝风，逆运内八卦，推四横纹，分阴阳；配穴：补脾土、肾水，揉外劳宫，清板门、天河水。

脾虚飧泄者，主穴：补脾土，推三关，揉小天心，分阴阳，补肾水，揉外劳宫、二人上马，清大肠；配穴：揉乙窝风，逆运内八卦，推四横纹，清板门，泻小肠。

［方义浅解］ 伤于饮食，揉小天心配四横纹，通郁散滞；揉乙窝风、逆运八卦，补脾土可开胃健脾；分阴阳以调营卫，补肾水、外劳宫，温补命门火，助消化；推板门以清膈热；推天河水以消热利尿。

脾虚泻，补脾土，推三关，揉小天心，分阴阳以健脾土，补中气，而和血脉；推补肾水，揉外劳宫，配二人上马温补命门以助消化；推大肠能固肠止便；揉乙窝风、逆运内八卦温胃和中，增进食欲；推四横纹，配板门清虚热，除满胀；再推小肠以利小便。

［加减法］ 伤于饮食偏寒者，宜先补脾土、肾水，后加三关。偏热者，去补脾土，多推乙窝风、天河水和板门。脾虚泻而夜间大便多者，可多推补肾水以加强疗效。

二十四、腹　痛

［病因］ 伤于饮食，或遭受寒凉以及虫积作痛者，

皆可引起本症。

［症状］ 伤食作痛：食入更痛，面黄，唇赤，口臭，喜凉饮，恶食腹满，吐酸，大便秘结等。

寒腹痛：腹痛绵绵，面黄多青，恶寒喜热饮，或腹寒下痢等。

虫痛：腹中作痛，面多蟹爪纹，乍赤、乍白、乍青，时痛时止，或腹块起，按之不见，口吐涎沫，或清水，腹热喜饮，遇良味食时必多饱食等。

［治疗］ 伤食痛，主穴：揉乙窝风，揉小天心，推清板门；配穴：逆运内八卦，推四横纹，推清肺金，退六腑，清天河水。

寒腹痛，主穴：揉乙窝风、外劳宫，分阴阳（阳重），推补脾土，推三关；配穴：揉小天心，逆运内八卦，推四横纹。

虫痛，主穴：揉乙窝风（多用）、外劳宫（多用）、小天心；配穴：顺运外八卦，推四横纹，推脾土，推三关，清天河水。

［方义浅解］ 伤食痛：揉乙窝风、小天心能开郁散滞止腹痛；清板门，又清胃热，除口臭并止吐酸；逆运内八卦，配四横纹，再配清肺金，退六腑可下滞通便。

寒腹痛：揉乙窝风，配外劳宫温中散寒，止腹痛助消化；补脾土，推三关温脾扶阳，助气活血；再推分阴阳，以调阴阳盛衰；揉小天心，逆运内八卦，配四横纹调气畅中行滞气，而腹痛自解。

虫痛：揉乙窝风，配外劳宫、小天心，温中安虫并止腹痛；顺运外八卦，配四横纹，和中顺气除胀满，并退腹热；补脾土，推三关能调气活血，又散面中爪纹。

腹痛一症，临床最为常见，病因较多，根据具体情况，可以推拿治疗，多能迅速止痛。惟虫痛一症，推拿治疗只可安虫止痛而治其标，必须配合药物治疗，以求根治。

二十五、痢　疾

［病因］　外感风寒暑湿之邪，或饮食不节，脾胃受伤，不能运化，以致湿热蓄积肠中，发为痢疾。

［症状］　有赤痢、白痢之分。赤痢多由于热，白痢多由于寒。热痢者，其症痢下赤色，腹中窘痛，里急后重，舌赤唇干，口渴喜冷饮，小便短赤；寒痢者，其症时时下痢色白，肠鸣腹痛，面唇青白，口渴喜热饮，腹喜热按，小便清长等。

［治疗］　热痢，主穴：分阴阳（阴重），清天河水，揉小天心，清肺金，退六腑；配穴：揉乙窝风、外劳宫（少用），清大肠（由食指尖端侧推至虎口处），揉二人上马，推小肠，推脾土（清法）。

寒痢，主穴：分阴阳（阳重），揉乙窝风、外劳宫（多用）；配穴：揉小天心、四横纹，清肺金，补脾土，逆运内八卦，补肾水，推大肠。

［方义浅解］ 热痢：分阴阳以阴池穴为主，以泻真火；清天河水（多用）可泄热解毒；揉小天心，清肺金，退六腑以清热凉血，治里急后重；揉乙窝风、外劳宫助消化并止腹痛；推大肠加清脾土以泻肝胆之火；揉二人上马，推小肠以利小便。

寒痢：分阴阳以阳池穴为主以治其寒；揉乙窝风、外劳宫以温中散寒；揉小天心、四横纹加清肺金和气消滞；补脾土，逆运八卦以开胃健脾，增进食欲；推补肾水加大肠以温补固涩。

二十六、疳　积

［病因］ 多由饮食不节，或病后失调，以致脾胃受伤而成。

［症状］ 形体消瘦，皮肤甲错，纳谷减少，夜间烦躁，腹部胀大，毛发焦枯，大便酸臭，小便浑浊等。

［治疗］ 主穴：揉小天心，补脾土，推三关，分阴阳，揉乙窝风，运内八卦。

配穴：补肾水、外劳宫，推四横纹，清板门、大肠、天河水（少用）。

［方义浅解］ 揉小天心，补脾土，配用三关，分阴阳功能补气血，和经络，消积滞；揉乙窝风，逆运内八卦能温中进食，加强脾胃运化，而使肌肉充实，皮肤润泽；补肾水，揉外劳宫以助命门之火；推四横纹消胀

满；清板门而去虚热；配大肠，清天河水实大便而利小便。

［加减法］ 汗多者，可加揉肾顶；咳嗽者，可加揉小横纹。

二十七、积 滞

［病因］ 多因饮食无节，或过食生冷及坚硬等物，损伤脾胃，以致饮食停滞，中脘不消化所致。

［症状］ 呕吐恶食，口中气热，大便酸臭，或下利，腹胀，烦躁，睡卧不宁，不时啼哭，口干，身热，面黄，苔腻等。

［治疗］ 主穴：清板门，逆运内八卦，揉小天心，推四横纹，运外八卦（顺运），运水入土。

配穴：推清脾土，揉乙窝风，推补肾水，推清肺金，退六腑，清天河水。

［方义浅解］ 清板门，逆运内八卦和中清热；再配揉小天心，推四横纹，顺运外八卦，运水入土通瘀散结，利气行滞，消胀满，促使小儿很好睡眠；清脾土，揉乙窝风能健脾胃，助消化；推清肺金，退六腑行气泻积；补肾水，清天河水清热润口干，去苔腻，利小便。

［加减法］ 积聚重者，可揉精宁 1～3 次，但与补脾土、肾水、三关同用。如夜间有微热者，可多推清板门。如素来体弱者，可先推补脾土，补肾水，加推三

关等。

二十八、便血、溺血

［病因］ 便血：多为小儿恣食肥甘，致生内热，热伤阴络，有近血、远血之别。

溺血：心经受热，或下焦结热，以致血热妄行，损伤膀胱等。

［症状］ 先血后便为近血，其症色多暗浊，肛门肿痛等；先便后血为远血，色鲜而清。溺血为血随小便而出。

［治疗］ 便血，先血后便，主穴：揉小天心，推四横纹，推清肺金，退六腑，分阴阳（阴重）；配穴：清板门，清天河水。

便血，先便后血，主穴：揉小天心，分阴阳，推补脾土，逆运八卦；配穴：推清肺金，退六腑，清大肠。

溺血，主穴：揉小天心，揉二人上马，清天河水（多用），泻小肠，分阴阳（阴重）；配穴：推补肾水。

［方义浅解］ 先血后便，揉小天心，推四横纹，清肺金以理气通郁而消积滞；退六腑以清热凉血，消肿止痛；分阴阳（阴重），调理阴阳盛衰，引血归经；推板门，清天河水可清内热，泻心火，利小便。

先便后血，揉小天心，开郁散结通经络；分阴阳，补脾土，逆运内八卦健脾胃和中焦，引血归经；推清肺金，配退六腑，清大肠能清肠热，利肠滞，止便血。

溺血，揉小天心，配二人上马能顺气行滞，通畅尿道，止疼痛；清天河水，泻小肠，分阴阳（阴重），可泻心火，消溺血；再补肾水，有以阴和阳之意。

二十九、脱　　肛

［病因］　多因脾肺气虚，或泻痢日久所致。

［症状］　精神委靡，食欲不振，或有盗汗，体弱无力，肛门脱出不收，肿痛不堪等。

［治疗］　主穴：揉外劳宫（左揉），补脾土、肾水，推三关，补肺金，清大肠，逆运内八卦。

配穴：揉小天心、二人上马，按百会，推龟尾。

［方义浅解］　外劳宫为治脱肛主穴，能升提收敛，配补肾水加二人上马能助命门之火，使下焦阳气上达；补脾土、运内八卦以建中土；清大肠亦为治脱肛要穴，大肠虚证，肛门脱出难收，如久脱，则下焦之气不固，故用大肠穴以收涩之；补肺金，推三关，按百会，推龟尾可补气升阳，加强疗效。

三十、癃闭（初生儿不小便）

［病因］　多因胎热，热塞其流，而溺不泄所致。

［症状］　生后无小便，肚中胀急。

[治疗] 主穴：揉小天心，清天河水。

配穴：揉二人上马，泻小肠。

[方义浅解] 揉小天心配清天河水，通窍散瘀，清解内热；揉二人上马，推小肠以利水道，通淋漓。

三十一、遗 尿

[病因] 多因下元虚寒，膀胱不约所致。

[症状] 本病多见于小儿先天不足，素来体弱，面色苍白，恶风寒，肢冷无力，饮食无味，白天小便频数，夜间梦中小便自遗，或大便溏泻等。

[治疗] 主穴：揉外劳宫（多用），推补肾水（多用），推三关（多用），揉小天心，推补脾土（多用）。

配穴：分阴阳，揉乙窝风，逆运内八卦，推清大肠。

[方义浅解] 揉外劳宫，推补肾水能暖丹田，壮元阳，缩小便，止遗尿，并助消化；加配大肠，健肠调便；推脾土益肺金，再推三关，揉小天心，分阴阳以补气血通经络，使阴阳调和；揉乙窝风，运内八卦能和中健胃，增进食欲。

[加减法] 如因肺肾两虚，可多推脾土、肾水，再加补肺金。如有实热者，可去外劳宫、脾土、三关、大肠等穴，加推清板门、清天河水，点内劳宫、揉总筋等。

三十二、水　肿

［病因］　分阴、阳两类：阳水属实，多因温热内郁，水道阻塞；阴水属虚，多为脾肾虚弱所致。

［症状］　阳水：外则浮肿，内则作胀，发热，口渴，二便秘涩等。

阴水：多见周身肿胀，口不渴，大便多溏等。

［治疗］　阳水，主穴：揉小天心（多用），揉二人上马（多用），清天河水，泻小肠，分阴阳，揉乙窝风（多用）；配穴：逆运八卦，推补脾土，推四横纹，清肺，退六腑。

阴水，主穴：推补脾土，推三关，逆运内八卦，揉乙窝风，揉小天心，分阴阳；配穴：推补肾（多用），揉外劳宫，揉二人上马（多用），泻小肠。

［方义浅解］　治疗阳水，揉小天心、二人上马，清天河水，泻小肠以泻邪热，通水道，利小便并消浮肿；分阴阳，揉乙窝风调达阴阳，疏散温热；逆运内八卦，推补脾土能健脾和中，益肺金，加强运化水道；推四横纹和气行滞，消胀满；再配清肺金，退六腑能通调水道并润大便。

治疗阴水，推补脾土三关，揉乙窝风，逆运内八卦能健脾制水；揉小天心，分阴阳，能通郁散结，调理阴阳盛衰；揉外劳宫，温下元以助消化；推肾水，揉二人上马，泻小肠功能助肾阳，并利水道通畅小便。

三十三、包　茎　肿

［病因］　多为下焦积热所致。

［症状］　初起阴茎头发痒，患儿多用自己手摸搓，逐渐包头肿合，小便赤涩不通而疼痛。

［治疗］　主穴：揉小天心（多用），推退六腑，清天河水（多用）。

配穴：揉二人上马（多用），分阴阳（阴重）。

操作手法：各穴均微快，微用力。

［方义浅解］　揉小天心，退六腑通郁散结，凉血消肿，并能止痒；推天河水以清内热，再配二人上马，分阴阳，多立见小便，以除下焦积热。

三十四、头　　痛

［病因］　多由风寒所袭，胃火上炎，痰湿内阻所致。

［症状］　风寒外袭头痛者，恶风寒，发烧，鼻塞，流涕等。

胃火上炎头痛者，头痛连及两目，时痛时止，痛无定时，鼻干，喜风寒，近暖痛甚等。

痰湿内阻头痛者，多兼见头眩晕，恶心，时吐涎沫，胸闷，舌苔厚腻，喜卧，合眼，动则眩晕加重等。

［治疗］ 风寒外袭头痛，主穴：按天门，掐攒竹、鱼腰、丝竹空，揉阳池，拿列缺，揉黄蜂入洞；配穴：分阴阳，退六腑，清天河水。

胃火上炎头痛，主穴：揉阳池，掐列缺，清板门，逆运内八卦；配穴：分阴阳，揉小天心，推清肺金，退六腑，清天河水。

痰湿内阻头痛，主穴：推补肾水（多用），揉二人上马（多用），揉阳池、小天心，分阴阳；配穴：推补脾土，逆运内八卦，推清肺金，清天河水。

［方义浅解］ 风寒外袭头痛：按天门，揉黄蜂入洞，揉小天心，配用拿列缺可疏风泄邪；揉阳池，掐攒竹、鱼腰、丝竹空清上焦止头痛；分阴阳，退六腑调理阴阳之盛衰，退烧热；推天河水，清热利尿。

胃火上炎头痛：揉阳池，掐列缺清上焦降逆热并止头痛；清板门，逆运内八卦凉膈和中，清胃热；分阴阳，揉小天心，配清肺金，退六腑通调肠胃；推天河水以清心热，并利小便。

痰湿内阻头痛：多推肾水，揉二人上马，助肾阳固肾阴，止眩晕及呕吐；揉阳池、小天心，分阴阳清脑止头痛，疏利阻遏；推补脾土，逆运内八卦以健中焦，化湿解胸闷，再配清肺金，通畅津液，清升浊降，加强疗效，又清天河水，使湿从溲出。

三十五、目赤痛

［病因］ 外因多由风火郁遏，内因多由肝胆火旺，或心火上炎所致。

［症状］ 目赤，睑肿，羞明流泪，眵多难开疼痛，二便秘涩等。

［治疗］ 主穴：揉小天心（多用），揉肾纹，揉阳池，分阴阳（阴重），推清天河水（多用），推补肾水。

配穴：推清肺金（多用），退六腑，揉二人上马，推小肠。

［方义浅解］ 揉小天心，揉肾纹，配阳池，分阴阳能通郁散结，退目赤，清上焦热，除眵泪，消目肿，止疼痛；推天河水配小肠能泻心火，通利小便；补肾水，以涵肝木；多清肺金，退六腑能降气通便。

三十六、鼻衄、齿衄

［病因］ 鼻衄与齿衄，多为肝胃火盛，血为热迫，逆而上壅所致。

［症状］ 鼻衄：多有鼻干、身热、不渴，或头晕、头痛症状。齿衄：血从齿缝而溢，甚至龈腐烂肿痛。

［治疗］ 鼻衄：主穴：掐右端正，揉阳池，揉肾顶，分阴阳（阴重），清板门，退六腑；配穴：揉小天

心，逆运内八卦，推清肺金，推清天河水。

齿衄：主穴：掐合谷，揉阳池，分阴阳（阴重），清板门（多用），逆运内八卦；配穴：揉小天心，推清肺金，退六腑，清天河水。

［方义浅解］ 鼻衄：掐右端正，揉阳池，降逆火，清脑，止头晕、头痛；再配揉肾顶，能止血，以治衄血之标；分阴阳，推板门，退六腑清膈凉血，治衄血之本；揉小天心，逆运内八卦以和中、开瘀、顺气，降胃逆；再配清肺金能润燥止鼻干，推天河水，泻内热，促使利尿。

齿衄：掐合谷，揉阳池，清脑降逆；分阴阳，清板门，逆运内八卦，清胃和中；揉小天心，清肺金，退六腑凉血通瘀利胃肠；推天河水，清心热，以利小便。

三十七、齿　痛

［病因］ 分虚、实两种。实痛多由风邪所袭，以致胃火上升；虚痛多由肾虚，虚火上炎所致。

［症状］ 实痛：除齿痛外，口臭，苔黄，甚则龈肿，或牵连外腮肿，头痛，大便秘结，身热等。

虚痛：舌光无苔，口无臭味，齿痛隐隐，龈及外腮多无肿胀现象。

［治疗］ 实痛，主穴：掐合谷（后继揉之），揉小天心，揉阳池，分阴阳，推清板门，推退六腑；配穴：

揉乙窝风，清天河水，推清肺。

虚痛，主穴：推补肾水（多用），揉二人上马（多用），揉小天心，揉合谷；配穴：推补脾土，揉乙窝风，逆运内八卦，分阴阳，推三关。

[方义浅解] 实痛：掐合谷，揉小天心，能散郁通结，止痛；再配阳池，以清上焦热，降逆火，止头痛；分阴阳，清板门，退六腑清膈凉血，除口臭，消肿痛；揉乙窝风，以泄风火之郁遏；清天河水，清热利尿；再推清肺金，行气通便。

虚痛：推补肾水，揉二人上马、小天心，再配合谷，补肾水以清虚火，并能散郁止痛；补脾土，揉乙窝风，逆运内八卦，分阴阳，推三关，健脾开胃，增进食欲而活血脉。

三十八、痄腮

[病因] 多因胃中有热，外受风邪，风热内壅，上攻头面，壅滞不散，发为痄腮。

[症状] 生于耳下，或发于左，或发于右，或左右齐发，初起如鸡卵，色白濡肿，但酸不痛，微寒微热；重者憎寒壮热，头痛，口干，舌苔黄腻。

[治疗] 主穴：揉小天心（多用），分阴阳（阴重），退六腑（多用），清天河水。

配穴：揉乙窝风，逆运内八卦，清板门，清肺金，补脾土（少用），推三关（少用）。

［方义浅解］　揉小天心，分阴阳开郁通结；退六腑，清天河水能清热凉血，以消肿结；揉乙窝风宣通表里，疏解风邪；逆运内八卦，清板门和中利膈，清胃热；清肺金顺气化痰；少加补脾土、推三关以活血散瘀。

本症初起，按以上取穴治疗，多在1～3次即可见效。惟应用退六腑、推三关两穴需多加注意，前穴除退热外，尚能消肿；后者属阳，能活血散瘀。但在应用时，一多用，一少用，两者交替，效果较好。

三十九、黄　疸

［病因］　小儿黄疸，多因食积湿热，或因天池湿热之气而发，或因水谷湿热所致。

［症状］　阳黄：全身皮肤、目睛发黄，色泽鲜明而润，面红，身热，口渴，小便短赤或大便秘结，舌苔黄等。

阴黄：皮肤发黄，但色泽幽暗而枯瘁，口不渴，精神疲惫，四肢冷，肢痛泻利，身不发热，小便清长，舌苔薄白等。

［治疗］　阳黄，主穴：揉小天心，补脾土，推三关（快），分阴阳；配穴：揉小横纹、乙窝风，运内八卦，推四横纹，清肺金，退六腑，清天河水。

阴黄，主穴：推补脾土、肾水，推三关，揉小天心、小横纹，分阴阳（阳重）；配穴：逆运内八卦，推四横纹，揉外劳宫、二人上马，清天河水。

［方义浅解］ 阳黄：揉小天心，补脾土，推三关，分阴阳能散瘀除湿；揉小横纹以退肝胆之火而止疼痛；揉乙窝风，运内八卦，推四横纹，清肺金和中利膈，顺气消肿；退六腑，清天河水能消热利尿。

阴黄：补脾土、肾水，推三关，配外劳宫、二人上马以温中燥湿；揉小天心、分阴阳配小横纹开郁止痛；运内八卦、推四横纹和中利膈消胀；清天河水以利湿热。

［加减法］ 阳黄：表实无汗者加按天门，揉二扇门以疏散之，使黄从表解。里实腹满便秘者宜下，可加顺运外八卦配阳池，多推清肺金，退六腑使黄从里解。如无表里证而小便不利者，加二人上马配小肠，多推天河水，使黄从小便而去。

阴黄：手足逆冷麻木者，多推补脾土、肾水，推三关，加小天心以助气活血而通经络。汗多者，可多揉肾顶，略加固摄。

四十、自汗、盗汗

［病因］ 自汗，多为小儿元气未充，腠理不密，卫阳不固，或阳明里热。

盗汗，或由心虚，心阴不足，气不收摄，或心经热炽，心阳外越所致。

[症状] 自汗表虚者，濈濈自汗，发热，恶寒；如阳明里热自汗者，发热不恶寒，口渴喜饮等。

心虚者盗汗，睡则汗出，醒则汗止，兼见多惊等症；如心火盗汗者，多烦，溲赤，便秘等。

[治疗] 自汗表虚者，主穴：揉小天心，揉乙窝风，推补脾土，揉肾顶（多用），分阴阳；配穴：逆运内八卦，推补肾水（多用），揉二人上马。

心虚者盗汗，主穴：推补脾土（多用），推补肾水（多用），推补肺金，推三关，分阴阳；配穴：揉小天心，揉二人上马，揉肾顶（多用）。

[方义浅解] 自汗表虚者，揉小天心配乙窝风，舒经活络，驱除风邪；推补脾土，揉肾顶，培土生金，止汗；分阴阳，调节营卫，运八卦，和中健胃；补肾水，揉二人上马以补肾元，通调水道，水精四布，使尿量增多。

心虚盗汗者，推补脾土、肺金、三关，大补气血，以固其表；分阴阳，以调营卫；揉小天心，推补肾水，揉二人上马善补肾元；再配揉肾顶，以止盗汗。

[加减法] 阳明里热自汗者，可加清板门（多用），清天河水（少用），退六腑。如因心热盗汗者，去补脾土、肺金，加清天河水（多用），点内劳宫（少用），退六腑（多用），泻小肠。

自汗、盗汗偏虚者，多用补脾土、肾水、肺金及揉肾顶，如因阳明里热自汗者，多用清板门。因心热盗汗者，可多推天河水。但揉肾顶，无论虚、实、寒、热皆宜用之，为止汗要穴。

四十一、聋　哑

［病因］　客邪气闭，气火上扰，肝胆火炽，或因先天不足，肾气不能上达；或因阴虚，虚阳上亢所致等。

［症状］　有虚、实之别。实证：面色微赤，多躁，或有口臭，舌色多赤，舌有微胀，口微有干涩，或有流口水，舌之转动不灵活，二便或有秘涩等。

虚证：脸色或黄，无燥口淡，无流口水，舌薄微短，色淡等。

［治疗］　实证，主穴：揉小天心（多用），清天河水（微多用），揉小横纹，推四横纹，揉阳池，推补肾水；配穴：揉乙窝风，逆运内八卦，清板门，分阴阳，推清脾土，推三关，推清肺金，退六腑。

虚证，主穴：推补脾土，推三关，揉小天心，分阴阳（阳重），推补肾水（多用），揉小横纹，推四横纹；配穴：逆运内八卦，揉乙窝风，揉外劳宫（左旋），揉二人上马，清天河水（少用）。

［方义浅解］　实证：揉小天心，清天河水，能开心益智利九窍；再配揉小横纹，推四横纹，能除痰散结，

通舌络，消舌胀，促使舌体灵活调动发语。揉阳池，能清脑降逆；推补肾水，益肾、心、肝三经；逆运内八卦，揉乙窝风，清板门开胃畅中，又散胸部郁热并除口臭；少用补脾土、推三关、分阴阳通经活络除湿；推清肺金，退六腑利气化痰，凉血润燥，通便秘。

虚证：补脾土，推三关，揉小天心，分阴阳（阳重）可补气血，和经络，又通利九窍；再补肾水，能滋阴并益心肾，使心肾相济；揉小横纹，散郁通舌络，使舌体舒畅；逆运内八卦，揉乙窝风和中强胃进饮食；少用揉外劳宫，配二人上马，能温肾益神，又能使肾阳上达；少用推天河水，以清利心窍，可使患者发语。

四十二、小儿瘫痪

[病因]　多因风、寒、湿三气，或受非时疠气之侵袭，致经络气滞，筋脉罹害，而成此疾。

[症状]　第一期（前驱期），即发烧期，发烧或高烧，恶寒头痛，全身不适，精神不振，不思饮食，有时像感冒，咳嗽、流鼻涕，或大便泄泻，发烧，持续 2～3 天或 3～4 天。

第二期（瘫痪前期），在第一期热退后 1～4 天，又开始发烧或高烧，呕吐，嗜睡，头痛，颈及四肢或有强直疼痛，腰弯，或手足颤颤，患儿不喜他人靠近和扶抱，发烧 1～2 天开始出现瘫痪。

第三期（瘫痪期），不发烧，其他一般正常，肢体或颜面出现瘫痪症状。

［治疗］ 第一期，主穴：揉小天心、乙窝风、阳池，分阴阳；配穴：推补肾水，推补脾土（手法用力并快），逆运内八卦，推清板门（多用），推三关（手法要快并用力），退六腑，清天河水。

第二期，主穴：推补脾土（手法用力并微快），推补肾水（多用），分阴阳，揉小天心（多用），揉乙窝风，清板门（多用）；配穴：逆运内八卦，揉阳池，推三关（多用，手法微快），退六腑（少用），清天河水。

第三期，主穴：揉小天心（多用），推补肾水（多用），推补脾土（多用），推三关（多用），揉乙窝风，揉二人上马；配穴：逆运内八卦，分阴阳，退六腑（少用），清天河水。

［方义浅解］ 第一期：揉小天心、乙窝风能解风邪，宣通表里；揉阳池，清脑止头痛；推补肾水，以水制火；补脾土，逆运内八卦功能健脾和中化湿；清板门，退六腑又清内热并退体温；推三关，配分阴阳活血脉通畅经络并调营卫；再推天河水，清心热利小便。

第二期：推补脾土，补肾水以扶正祛邪（当第一期发烧后，正气未复，所以必先扶正气）；分阴阳，调营卫；揉小天心、乙窝风配用，宣通表里，以通经络之郁遏；而小天心又善能深透骨髓；清板门，逆运内八卦和中清膈并止呕吐；再揉阳池又善清脑降逆止头痛；推三关与退六腑并用，温凉并用，善通经络以活气血；推天河水除烦泻热并利小便。

第三期：揉小天心，推补肾水，配二人上马，能补肾宁神，并清肾中之火；补脾土，推三关，分阴阳补气活血，并使营卫调和；再推乙窝风，能温中健脾，增进食欲，营养宗筋，并利关节；退六腑，清天河水有祛热利小便之功。